saber
es**coger**

saber es**coger**

guía de sexualidad
para mujeres

VERGARA

Barcelona · México · Bogotá · Buenos Aires · Caracas
Madrid · Miami · Montevideo · Santiago de Chile
2015

Saber escoger,
guía de sexualidad para mujeres
Primera edición, octubre de 2015

D. R. © 2015, Alessia DI BARI
D. R. © 2015, EDICIONES B MÉXICO, S. A. de C. V.
 Bradley 52, Anzures DF-11590, México

ISBN: 978-607-480-914-5

Impreso en México | *Printed in Mexico*

Para Francesca y Alessandra,
mis sobrinas adoradas. Espero este libro les sirva y no
tengan que vivir ni pasar por muchas de las experiencias
que yo pasé por no tener ni idea de qué iba mi sexualidad.
Este libro es para ustedes. Deseo de todo corazón que
vivan una vida feliz y plena.
¡Las amo!

HACER UN LIBRO DE SEXUALIDAD TIENE QUE VER MÁS con describir lo que siento, lo que creo de la vida. Me autodefino como una junkie de las terapias y apasionada de las risas. Soy una hippie de la sexualidad: no me gustan las etiquetas o decirle a la gente que es así, que tiene esto, que le falta aquello, que deje de hacer tal cosa.

Gran parte de la sexología y psicología clásica describe a las personas a través de patologías y trastornos. Desde el punto de vista de la sexualidad humanista o para los que somos hippies de la sexualidad, eso no aplica. Somos seres en potencia y eso significa que tenemos la capacidad eventual, si así lo decidimos, de hacer algo diferente con nosotros que se vea reflejado en lo que estamos viviendo. Por ejemplo, pensemos en una mujer que tiene dificultad para ser penetrada —vaginismo, antes llamado frigidez— y siente que su vida sexual ya se terminó, se desvaloriza, tiene miedo de los hombres, piensa que su vida es un caos. Lo que yo propongo en terapia es ver para qué le está sirviendo esta «dificultad»; en mi experiencia, TODO sirve. El truco está en encontrar el para qué y usarlo a nuestro favor, en vez de en nuestra contra.

Siempre hay un para qué. Si tenemos una manera de ser, un síntoma —en lo sexual—, es para algo. Tomando en cuenta lo anterior, conviene cuestionarnos una serie de preguntas para poder identificar por qué reaccionamos así. ¿Para qué me sirve alcanzar o no el orgasmo?, ¿para qué me sirve no tener un deseo elevado por mi pareja?, ¿para qué me funciona crear una distancia entre mi pareja y yo?, ¿de qué me estoy cuidando?, ¿de qué tengo miedo?

Cuando nuestro objetivo se centra en encontrar para qué nos sirve ese síntoma sexual, entonces estamos a favor de la resistencia, no en contra.

A ninguno de mis pacientes les digo: «Eso que haces está mal o no lo hagas». Al contrario, hay que ver para qué le está sirviendo. Si lo están haciendo es por algo, porque funciona: necesitamos encontrar la razón —el para qué— por la que se generó esa reacción. Tal vez la persona no se logra comunicar con su pareja y por eso responde de esa manera.

La mayoría de pacientes que me visita se percibe llenas de defectos. De nada sirve la postura de: «Jodida nací y jodida moriré». Nuestra visión —en el ideal— estaría más coqueta así: Tengo un tema/conflicto/problema con . Siento/creo que lo que necesito es . La verdad me es muy útil en/para . Así que, a partir de hoy —tomando en cuenta que esto me ha sido útil— trataré de hacer . Por cierto, se vale pedir ayuda, no tenemos que hacerlo solitas.

Mucho del porqué o para qué hago este libro tiene que ver con plasmar esta visión, para que las personas puedan ver que tener un problema sexual no es nada grave, sino que es una forma de manifestar algo que nos está sucediendo y resulta reconfortante saber que no estamos solas, que no somos las únicas en enfrentarlo. Cuando tenemos un problema, que tiene que ver con la sexualidad, sentimos que sólo nos ocurre a nosotras y a nadie más en el universo.

Me siento responsable de lo que expreso en los distintos medios de comunicación en donde participo. Ya sea en radio, televisión, redes sociales, blogs o en mi columna semanal, mucho de lo que transmito está sustentado en lo que escucho de mis pacientes, en lo que he visto que les inquieta y en lo que desearían cambiar.

De verdad me importa que quien lea o interprete lo que digo, al final, pueda tener una mayor claridad en el tema. Es común que cuando se tocan asuntos relacionados con la sexualidad se presenten malinterpretaciones y confusiones. En mi caso, me interesa mucho que la gente tenga en sus manos un libro práctico, que las mujeres que revisen estas reflexiones comiencen a observar su propia vida y, de alguna manera, empiecen a ser distintas. De esa forma podrán tener una sexualidad mucho más placentera y gozosa que la que ya poseen.

La sexualidad encierra infinidad de cosas. Debemos recordar que los síntomas que afectan a la sexualidad están relacionados con la manera que tenemos de vernos a nosotras mismas, cómo nos juzgamos y nos relacionamos con los demás.

Los terapeutas somos personas que nos dedicamos a apoyar a otras personas, somos seres humanos igual que nuestros pacientes. Yo, en lo personal, tengo una relación cercana con mis pacientes porque los quiero, porque me importan, porque quiero darles herramientas que les sean útiles en sus vidas.

Me propuse escribir este libro con un lenguaje sencillo, práctico y cercano. Soy comunicóloga, me especialicé en cine y luego hice una maestría en sexología. En realidad, el tema de la sexualidad siempre me interesó mucho, pero no sabía qué enfoque proporcionarle. Tengo una pequeña empresa, Evolución Terapéutica, junto con dos socios más. Damos talleres, terapias y conferencias. Decidimos llamarnos Evolución Terapéutica porque queremos acercarnos a las personas desde otro lugar. Sentirnos cerca y conectados unos con otros. Observar y vivir nuestra baja autoestima, dolor, tristeza, angustia y un sin fin de emociones que todos tenemos. Nosotros creemos que si venimos equipados con toda esta gama emocional es para algo; nuestro trabajo es encontrar el para qué y usarlo a nuestro favor. Y créanme, de este lado, cuando nos atrevemos a vivir intensa y vulnerablemente, la vida sí se vive diferente. En mi opinión, más chida y conectada.

Me apasiona todo lo que tenga que ver con la sexualidad. Crecí en Tabasco. De niña era tosca, jugaba rudo, no era tan femenina como otras niñas de mi edad. Siempre me pregunté qué significa ser mujer, no tenía problema con ser mujer sino con las actitudes que se suponía que debía tener: siempre me molestó estar subordinada, ser juzgada, tener que encajar en estereotipos. Ahora, estoy casada, tengo un marido encantador —yo me lo ligué a él—, me gusta reencontrarme y reinventarme con distintas maneras de ser mujer, y tener claro que ninguna de esas formas es mejor que otra, sólo son diferentes. Lo mismo ocurre con la sexualidad.

Este libro es también un ejercicio para que las mujeres nos podamos preguntar si ésta que soy me gusta. Se vale que me guste ser o no ama de casa, que me agrade ser profesionista, que quiera tener o no hijos: no porque tengamos la opción de la maternidad es necesario ejercerla. Ser mujer ahora es poder elegir, decidir cuál es el mejor lugar que queremos ocupar y no por ser lo único que se nos presente.

Quiero que las mujeres que se acerquen a este libro se sientan acompañadas, escuchadas y que, de alguna manera, sientan que están hablando directamente conmigo. Es como si cada una de ellas viniera a mi consultorio, con la diferencia que las lectoras podrán hallar el tema que les interese y resolver dudas específicas en el momento que decidan.

ADB

CAPÍTULO 1

Por una vida sexual sana

El único acto sexual innatural es el
que no se puede realizar.

ALFRED KINSEY

Una sexualidad libre y placentera puede
aportar a nuestras vidas una buena cantidad
de disfrute y placer inofensivos.

ALBERT ELLIS

La sexualidad es el 50% de lo que has aprendido
y el 50% de lo que la gente piensa que tiene.

SOPHIA LOREN

Sexo y sexualidad

Hablemos de la diferencia básica entre sexo y sexualidad. Resulta necesario hacer esa distinción porque a todo lo que vemos le llamamos sexo. Y no es así.

El concepto de sexo reúne las características biológicas que tenemos, lo que nos identifica como hembra o macho. Incluye los caracteres sexuales primarios, los secundarios tanto internos como externos. El aparato reproductor femenino o masculino, eso es el sexo.

Las características biológicas: los cromosomas XX o XY, es sexo. Lo único que dice el sexo de mí es si soy hembra o si soy macho. O si estoy en un intermedio, mejor conocido como intersexualidad (puede que hayas escuchado el término «hermafrodita» para referirse a ellos, antes así se les decía). Son personas que poseen características genéticas y fenotípicas —físicas— tanto de mujer como de hombre, en un grado variable. Nacen con una indefinición que es por definición la suya.

La sexualidad es todo lo que deriva y todo lo que hemos formado, anexado al sexo biológico. Son las características biológicas, sociales y emocionales que engloban a una persona. Todo aquello que entonces sí me describe como hombre, mujer, quimera o lo que sea que sienta que soy, y cómo me debo de comportar respecto a eso.

El sexo comprende estrictamente todas las características biológicas, mientras que todo lo demás remite a la sexualidad. Esa sería, a grandes rasgos, la diferencia básica.

Los caracteres sexuales secundarios son lo que, dependiendo del grado de progesterona y testosterona, entre otras hormonas, nos van a dar señas muy particulares como: si estoy velluda o si tengo mucho o poco busto. Por ejemplo, mujeres con altos niveles de testosterona tienden a tener exceso de vello corporal.

Biológicamente, en estricto apego a la teoría, una vez que desarrollamos los caracteres sexuales secundarios —en las mujeres, la llegada de la primera menstruación o menarca; en los hombres, el debut de la primera eyaculación o polución—, estaríamos listas para la reproducción. Pero aquí hay que tomar en cuenta que las épocas han cambiado y, por otro lado, la alimentación también ha hecho que los seres humanos se desarrollen en edades más tempranas. Hoy, es común que niñas de nueve y diez años estén menstruando.

Si bien existe un síntoma de la llegada a la etapa reproductiva, como es la aparición de la menarca, lo cierto es que una niña de nueve o diez años no ha terminado de desarrollar sus caracteres sexuales secundarios: que se le ensanchen las caderas, que le crezca el busto, etcétera. Y, probablemente, no está preparada emocionalmente para empezar su vida sexual.

Datos del Instituto Nacional de Estadística y Geografía (INEGI) describen que en México la etapa de iniciación sexual en los niños es a los once años y de las niñas a los doce.

Para bien o para mal, cada vez se reduce más la edad en la que comenzamos nuestra vida sexual y —tristemente—, tal vez debido a la falta de información sexual, los índices de embarazos no deseados van a la alza.

Vivimos en un mundo hipersexualizado. Todo lo que te imagines lo venden con una connotación sexual y aspiracional. Por ejemplo, ser un mejor amante, tener un mejor desempeño sexual, tener el pene más grande, tener un mejor cuerpo. No importa cómo, el chiste es que lo van a vender y la gente lo comprará. Hasta un detergente para lavar ropa tiene una connotación sexual: «Sé la mejor mamá y la mejor amante porque tendrás tiempo —mientras tu detergente lava— para atender a tu marido». Ese tipo de información es a la que estamos frecuentemente expuestos.

Por otra parte, debemos tener claro que hoy las nuevas tecnologías nos ofrecen mucha información y es fácil leer artículos y opiniones sobre sexualidad. Como una persona que quiere informarse sobre la salud y la sexualidad es importante tener una capacidad crítica y ver quién está diciendo tal o cual cosa. No reproduzcamos artículos con información falsa, no creamos todo lo que circula en la web. Debemos cuestionar qué información se nos da y de dónde procede. Como les digo a mis pacientes: «Por favor, cuestiónenme. Se vale no estar de acuerdo conmigo».

En el terreno de la sexualidad, cuando alguien acude a mi consultorio e iniciamos una terapia, la idea es que yo no dé todas las respuestas sino que juntos las construyamos. La base de todo está en cuestionarnos: «Me gusta, no me gusta, quiero, no quiero. Esto que me pasa es siempre, sólo una vez, varias veces.» Porque si no aprendemos a cuestionarnos, va a ser muy difícil hallar respuestas.

Algunas preguntas básicas son:

- ¿Qué quiero?
- ¿Cuánto quiero?
- ¿Cómo lo quiero?
- ¿Cuándo lo quiero?
- ¿Dónde lo quiero?
- ¿Para qué lo quiero?
- ¿Qué gano con esto?

Derechos sexuales

LA SEXUALIDAD ES UNA PARTE INTEGRAL DE LA PERSONALI-
dad de todo ser humano. Su desarrollo pleno depende de la
satisfacción de necesidades humanas básicas como el deseo
de contacto, intimidad, placer, ternura y amor.

Los derechos sexuales son derechos humanos univer-
sales basados en la libertad, dignidad e igualdad inheren-
tes a todos los seres humanos. Y dado que la salud es un
derecho humano fundamental, la salud sexual debe ser
un derecho humano básico, pues es esencial para el bienestar individual, interpersonal y social.

Para asegurar el desarrollo de una sexualidad saludable
en los seres humanos y las sociedades, los derechos sexuales que se detallan a continuación deben ser reconocidos,
respetados, ejercidos, promovidos y defendidos por todas
las sociedades con todos sus medios.

1. **El derecho a la igualdad y a la no discriminación**
Toda persona tiene derecho a disfrutar de los derechos
sexuales de esta declaración sin distinción alguna de
raza, etnicidad, color, sexo, idioma, religión, opinión política o de cualquier otra índole, origen nacional o social,
lugar de residencia, discapacidad, edad, nacionalidad,
estado civil y familiar, orientación sexual, identidad y

expresión de género, estado de salud, situación social y económica o cualquier otra condición.

2. **El derecho a la vida, libertad y seguridad de la persona**
Toda persona tiene derecho a la vida, la libertad y la seguridad. Estos derechos no pueden ser amenazados, limitados o retirados de forma arbitraria por razones relacionadas con la sexualidad. Estas razones incluyen: orientación sexual, comportamientos y prácticas sexuales consensuales, identidad y expresión de género, o por acceder o proveer servicios relacionados con la salud sexual y reproductiva.

3. **El derecho a la autonomía e integridad del cuerpo**
Toda persona tiene el derecho de controlar y decidir libremente sobre asuntos relacionados con su cuerpo y su sexualidad. Esto incluye la elección de comportamientos, prácticas, parejas y relaciones interpersonales con el debido respeto a los derechos de los demás. La toma de decisiones libres e informadas requieren de consentimiento libre e informado previo a cualquier prueba, intervención, terapia, cirugía o investigación relacionada con la sexualidad.

4. **El derecho a una vida libre de tortura, trato o pena crueles, inhumanos o degradantes**
Nadie será sometido a torturas, tratos o penas degradantes, crueles e inhumanos relacionados con la sexualidad, incluyendo prácticas tradicionales dañinas; la esterilización forzada, la anticoncepción o aborto forzados; y otras formas de tortura, tratos crueles, inhumanos o degradantes cometidos por motivos relacionados con el

sexo, género, orientación sexual, identidad y expresión de género y la diversidad corporal de la persona.

5. **El derecho a una vida libre de todas las formas de violencia y de coerción**
Toda persona tiene derecho a una vida libre de violencia y coerción relacionada con la sexualidad, esto incluye: la violación, el abuso sexual, el acoso sexual, el *bullying*, la explotación sexual y la esclavitud, la trata con fines de explotación sexual, las pruebas de virginidad, y la violencia cometida por razón de prácticas sexuales, de orientación sexual, de identidad, de expresión de género y de diversidad corporal reales o percibidas.

6. **El derecho a la privacidad**
Toda persona tiene derecho a la privacidad, relacionada con la sexualidad, la vida sexual, y las elecciones con respecto a su propio cuerpo, las relaciones sexuales consensuales y prácticas sin interferencia ni intrusiones arbitrarias. Esto incluye el derecho a controlar la divulgación de la información personal relacionada con la sexualidad.

7. **El derecho al grado máximo alcanzable de salud, incluyendo la salud sexual que comprende experiencias sexuales placenteras, satisfactorias y seguras**
Toda persona tiene el derecho de obtener el grado máximo alcanzable de salud y bienestar en relación con su sexualidad, que incluye experiencias sexuales placenteras, satisfactorias y seguras. Esto requiere de servicios de atención para una salud sexual de calidad, disponible, accesible y aceptable, así como el acceso a

los condicionantes que influyen y determinan la salud, incluyendo la salud sexual.

8. **El derecho a gozar de los adelantos científicos y de los beneficios que de ellos resulten**
Toda persona tiene el derecho a disfrutar de los beneficios del progreso científico y de sus aplicaciones en relación con la sexualidad y la salud sexual.

9. **El derecho a la información**
Toda persona debe tener acceso a información precisa y comprensible relacionada con la sexualidad, la salud sexual y los derechos sexuales a través de diferentes recursos o fuentes. Dicha información no debe ser censurada o retenida arbitrariamente ni manipulada intencionalmente.

10. **El derecho a la educación y el derecho a la educación integral de la sexualidad**
Toda persona tiene derecho a la educación y a una educación integral de la sexualidad. La educación integral de la sexualidad debe ser apropiada a la edad, científicamente correcta, culturalmente competente y basada en los derechos humanos, la igualdad de género y con un enfoque positivo de la sexualidad y el placer.

11. **El derecho a contraer, formar o disolver el matrimonio y otras formas similares de relaciones basadas en la equidad y el pleno y libre consentimiento**
Toda persona tiene el derecho a elegir casarse o no casarse y a, con libre y pleno consentimiento, contraer matrimonio, mantener una relación de pareja o tener relaciones

similares. Todas las personas tienen los mismos derechos en cuanto a contraer matrimonio, durante el matrimonio y en caso de disolución de las relaciones, sin discriminación ni exclusión de cualquier tipo. Este derecho incluye la igualdad de acceso a la asistencia social y otros beneficios, independientemente de la forma de dicha relación.

12. **El derecho a decidir tener hijos, el número y espaciamiento de los mismos, y a tener acceso a la información y los medios para lograrlo**
Toda persona tiene el derecho de decidir tener o no hijos y el número y espaciamiento de los mismos. Para ejercer este derecho se requiere acceder a las condiciones que influyen y determinan la salud y el bienestar, incluyendo los servicios de salud sexual y reproductiva relacionados con el embarazo. La anticoncepción, la fecundidad, la interrupción del embarazo y la adopción.

13. **El derecho a la libertad de pensamiento, opinión y expresión**
Toda persona tiene el derecho a la libertad de pensamiento, opinión y expresión sobre la sexualidad y tiene el derecho a expresar su propia sexualidad a través de, por ejemplo, su apariencia, comunicación y comportamiento con el debido respeto al derecho de los demás.

14. **El derecho a la libre asociación y reunión pacíficas**
Toda persona tiene el derecho a organizarse pacíficamente, a asociarse, reunirse, protestar y a defender sus ideas con respecto a la sexualidad, salud sexual y derechos sexuales.

15. **El derecho a participar en la
vida pública y política**
Toda persona tiene el derecho a un ambiente que per-
mita la participación activa, libre y significativa y que
contribuya a aspectos civiles, económicos, sociales, culturales, políticos y otros de la vida humana, a niveles
locales, nacionales, regionales e internacionales. Espe-
cialmente, todas las personas tienen el derecho a participar en el desarrollo y la implementación de políticas
que determinen su bienestar, incluyendo su sexualidad
y salud sexual.

16. **El derecho al acceso a la justicia, a la
retribución y la indemnización**
Toda persona tiene el derecho de acceso a la justicia, a
la retribución y a la indemnización por violaciones a sus
derechos sexuales. Esto requiere medidas efectivas, adecuadas, accesibles y apropiadas de tipo educativo, legis-
lativo y judicial entre otras. La indemnización incluye el
resarcimiento a través de la restitución, compensación,
rehabilitación, satisfacción y la garantía de que no se re-
petirá el acto agravante.

La Asociación Mundial para la Salud Sexual (WAS, por
sus siglas en inglés) es una organización internacional mul-
tidisciplinaria que incluye a sociedades científicas, organi-
zaciones no gubernamentales y profesionales en el campo
de la sexualidad humana, que promueve la salud sexual a
lo largo de toda la vida y por todo el mundo mediante el
desarrollo, la promoción y el apoyo de la sexología y los
derechos sexuales para todos.
La WAS ha logrado todo esto mediante iniciativas de
promoción, defensa y formación de redes; facilitando el

intercambio de información, ideas y experiencias y mejorando la investigación sobre la sexualidad, educación sexual y sexología clínica fundamentada en la ciencia, con un método multidisciplinario.

La Declaración por los Derechos Sexuales de la WAS fue proclamada en el XIII Congreso Mundial de Sexología, que tuvo lugar en Valencia, España, en 1997. Posteriormente una revisión fue aprobada en 1999, durante el XV Congreso Mundial de Sexología, celebrado en Hong Kong, República Popular China. Finalmente fue reafirmada en la declaración Salud Sexual para el Milenio, en 2008.

Saber esCoger

LO QUE A MUCHA GENTE NOS PASA ES QUE MÁS ALLÁ DE
necesitar una terapia en el ramo de la sexualidad, lo que
requerimos es información científica, real, cercana, sus-
tentada en estudios que nos diga cómo está nuestra salud
sexual. Porque el mundo de la sexualidad está envuelto
en telarañas, marañas, tabús y falsas creencias. Lo que
necesitamos es que nos digan: «Qué nos pasa, que no debería de pasar, eso le pasa a la mitad de las mujeres, etcétera».

A veces creemos que somos una en un
millón, que somos el caso rarísimo porque
pensamos que eso que nos sucede a
nosotras no le pasa a nadie. Y no es así.

Mientras mejor información tengamos acerca de cómo
funcionamos y qué necesitamos, será más fácil tomar decisiones en nuestra vida sexual. De ahí la importancia
de conocer nuestros derechos, de saber que existen en
un primer nivel; luego de conocerlos, poderlos aplicar a
nuestra vida cotidiana y en su momento poderlos exigir
si así lo necesitáramos.

La realidad es que no existen estadísticas confiables que nos indiquen —realmente— cuánta gente va a terapia porque cree tener un problema sexual. A mí me da mucha risa porque mis pacientes dicen que les gustaría recomendarme, pero que les da pena decir que tuvieron que acudir a mí para que los ayudara. Me preguntan: «¿Cómo puedo recomendarte sin decir que vine a terapia contigo?». Eso me causa mucha risa porque me enfrento a un tabú por partida doble. Primero porque al mencionar la palabra terapia, hay todavía quienes piensan que la gente que va a terapia es porque está loca; no estamos acostumbrados a que un extraño nos apoye y acompañe en nuestro proceso emocional. Segundo, porque si a la palabra terapia le sumamos la connotación sexual, se complica la cosa; se supone que la sexualidad es algo natural que todas y todos deberíamos de conocer, cuando la realidad es que no nacemos sabiéndola practicar. Es decir, sabemos cómo se hace y por dónde, pero hay muchas cosas, muchas capas extra que lo hacen difícil y un tanto complejo para muchas de nosotras. Pero aquí, como diría uno de mis socios: «Si te rompes un hueso, corres al médico ¿Por qué cuando se te rompe el corazón, no corres a terapia?». Chicas, se vale pedir ayuda, no tenemos por qué poder solas con todo.

Otra cosa curiosa, la gente cuando llega a consulta quiere saber si es correcto hacer tal o cual cosa, si es normal que haga equis cosa, si está mal o está bien. En realidad no existen parámetros para medir eso que muchos consideran —o no— dentro de la «normalidad» o los adecuados usos y costumbres en el comportamiento de la sexualidad. Las expresiones sexuales varían según el contexto y el período histórico en el que se den; lo que está bien hoy, puede que mañana lo veamos como una aberración, y viceversa.

En una ocasión entrevistaron a dos mil estudiantes, mil hombres y mil mujeres. Les preguntaron de su vida en general: estudios, familia y si habían tenido relaciones sexuales y con cuántas personas. Cuando terminaron de responder el cuestionario, se les dijo que les colocarían un detector de mentiras, y se les preguntó si deseaban cambiar alguna de sus respuestas. Lo más sorprendente de ese estudio es que el 100% modificó algo de sus respuestas en el apartado de la sexualidad. Ahí, como diría el Doctor House: «Todos mentimos».

Las estadísticas tienden a ser engañosas. Cuando nos preguntan: «¿Cuántas veces a la semana tienes relaciones sexuales?». Muchos, no decimos la verdad, respondemos con lo que está más o menos bien, con lo que creemos que está dentro de los parámetros normales. El promedio mundial es de 2.5 veces a la semana. En mi experiencia como terapeuta, el promedio es más bajo.

Si se trata de estadísticas serias sobre el comportamiento sexual en hombres y mujeres, es necesario mencionar al padre de la sexología: Alfred C. Kinsey.

Él, junto con sus colaboradores, entrevistó a miles de personas y elaboró uno de los informes más confiables que se conocen. Kinsey empezó a estudiar la sexualidad de los seres humanos porque se dio cuenta que no es tan simple, parece sencillo pero no lo es. Cuando se casó, en su noche de bodas, tuvo un problema que nunca imaginó. Tanto él como su mujer no habían tenido relaciones sexuales, y ella se quejaba de mucho dolor cuando él intentó penetrarla.

Aquella noche se convirtió en algo frustrante para ambos y entonces Kinsey, proveniente de una familia conservadora, hijo de un ministro metodista, se puso a investigar en el tema de la sexualidad.

¿Qué era lo que estaba pasando?, ¿acaso no es sencillo tener relaciones sexuales como lo hacen todas las parejas?, ¿por qué no podían tener placer al estar juntos?, ¿tal vez eran incompatibles sexualmente?, y otras preguntas de esta índole rondaban en la cabeza del investigador.

Lo que ocurría era que la esposa de Kinsey tenía un himen muy grueso —prácticamente impenetrable—, un tipo de himen inusual que requiere de una sencilla intervención quirúrgica para que se rompa. El pene de Kinsey jamás lo hubiera roto.

Recomiendo que vean la película *Kinsey* (Bill Condon, 2004) con la estupenda actuación de Liam Neeson. El informe sobre la sexualidad de los hombres, publicado en 1948, generó un escándalo. Kinsey —que era biólogo y no médico— afirmó que la homosexualidad no es un comportamiento tan atípico y que los sentimientos homosexuales están ampliamente extendidos también entre los heterosexuales; además abordó el tema de la masturbación e incluso el de la excitación a través de relatos sadomasoquistas que afirmaban sentir casi uno de cada cuatro personas.

¿Y las mujeres? Él ya hablaba del orgasmo femenino y de la eyaculación femenina, cuando la libertad sexual de las mujeres estaba muy limitada. Entre otras cosas, señaló que una de cada cuatro mujeres no era precisamente fiel, detalló en su estudio realizado en 1953, elaborado a partir de 6000 encuestas; además indicó que casi la mitad no llegaban vírgenes al matrimonio. En las 1600 páginas del informe estaba detallada la frecuencia y manera en la que mujeres católicas, protestantes o judías llegaban al orgasmo, fuera o dentro del matrimonio. Como se podrán imaginar. ¡Un escándalo para la sociedad de la época!

Algunos críticos de Kinsey se preguntaban si no habría entrevistado precisamente a la gente más abierta o experimental en lo que a sexualidad se refería. Otros lo criticaban por haber investigado a las personas como animales. El título del informe, *Comportamiento sexual en la mujer*, ya mostraba que Kinsey dejó a un lado valores como los sentimientos o la psicología.

En ese sentido, Kinsey rompe con muchos esquemas. Él se atrevió a describir estos hechos, era un gran observador y narraba todo lo que iba pasando para después cotejar con su información y eliminar la información que se repetía. En su trabajo había una parte cualitativa y otra cuantitativa; no obstante, lo que él hizo fue un estudio aleatorio en todo el territorio de los Estados Unidos. Las mismas preguntas las hizo alrededor de todo el país; lo que quiere decir que su muestra es representativa.

La labor de Kinsey fue investigar y sobre su trabajo se continúan haciendo nuevas aportaciones. Como en su momento lo hicieron Masters y Johnson, quienes con una cámara similar a un vibrador, se dieron cuenta de lo que ocurría adentro del cuerpo femenino. Ellos vieron lo que pasaba durante un orgasmo femenino: la lubricación, la contracción de la vagina y la vejiga, los latidos del corazón.

Lo que hizo esta pareja también fue escandaloso para la época. Ponían a la gente a masturbarse y/o a tener relaciones sexuales, los veían, les colocaban ventosas —chuponcitos— en diferentes partes del cuerpo y monitoreaban y registraban todas sus respuestas. ¿Se imaginan algo así hoy en día? La realidad es que en países como México nos seguiría alarmando y —probablemente— asustando que alguien se animara a hacer una investigación siguiendo estos métodos.

Cuando me titulé del Instituto Mexicano de la Sexología (IMESEX) hice una investigación sobre juguetes sexuales utilizados por mujeres. Es una muestra muy acorde con la gente a la que tuve acceso: mis amigas, amigas de mis amigas, básicamente cualquier mujer que se atravesaba por mi camino y quisiera ayudarme; les enviaba la encuesta y me las iban regresando. El estudio arrojó cosas muy interesantes; sin embargo, no es una encuesta representativa de todo México, no refleja la forma de pensar de las mexicanas, pero sí de muchas de nosotras.

Todo esto tiene que ver con la educación y con lo que creemos de la sexualidad, con esas telarañas y trabas que hay alrededor de la sexualidad. De ahí la importancia de cuestionarnos, de no quedarnos con lo primero que nos dicen.

Por ejemplo, si sabemos que podemos lograr el orgasmo de distintas formas, que el fin último de una relación sexual no es el orgasmo, que no todos los orgasmos se viven de la misma manera, probablemente pueda empezar a cuestionarme y dejar entrar nuevas opciones:

- Puedo darme el tiempo para buscar lo que me gusta y lo que no me gusta.
- Podré entender que está bien si no lo alcanzo y —en el ideal— no presionarme para alcanzarlo.
- Buscar diferentes formas de estimulación para ver cuál me funciona mejor y me ayuda a alcanzar el orgasmo.

Lo que más busca alguien que viene a una terapia sexual es resolver sus dudas y sentirse a gusto y en paz con su sexualidad. La primera pregunta que me hacen cuando vienen a consulta es: «Me pasa tal o cual cosa, ¿eso es normal?».

Buscamos ser normales, nos queremos distinguir entre los demás, peleamos por ser diferentes pero no tanto porque si me salgo de eso que me incluye donde me siento bien, no quiero sentirme sola o ser rechazada por los demás. Nos da miedo que lo que a mí me gusta, me aleje de un grupo y entonces mi conducta tenga una exclusión social.

> Las etiquetas de «bueno» o «malo» están
> muy presentes en la sexualidad. Para mí no
> existe ni bueno ni malo: todo depende de lo
> que esté bien para ti, y de los precios
> —emocionales, sociales, familiares—
> que estés dispuesta a pagar
> por tus gustos y prácticas.

Hombres, mujeres y parejas cuando vienen a consulta lo primero que quieren saber es si es normal lo que les sucede o si está bien, después ya hasta se ríen cuando les recuerdo cómo llegaron y cuando —inevitablemente— en algún punto vuelve a salir la pregunta: «¿Pero eso es bueno o malo?». Por ejemplo, supongamos que soy bisexual, pero no estoy dispuesta a pagar el precio de que la gente se entere porque siento que me van a juzgar o mi familia no lo aceptaría; simplemente porque siento que me van a rechazar y son muchos riesgos que no estoy dispuesta a correr. No se trata de obligarla a salir del clóset, vemos los pros y contras, y al final será ella quien decida qué puede más. La realidad es que podría vivir sólo su parte heterosexual, y aunque le gustan las personas de su mismo género, siempre puede hacer como que no existen. Y está bien, si estás dispuesta a vivir con eso: se trata de estar en paz con lo que decidamos.

Ser bisexual es algo que no decides, así eres y no lo puedes cambiar, no hay nada de malo en ello. Ahora, ¿qué hacer con esa preferencia? Haz una lista en donde pongas los pros y contras de:

- Salir del clóset abiertamente.
- Salir del clóset parcialmente.
- Dejar a un lado, la parte de mí que no estoy dispuesta a asumir.

Todo tiene un precio y una ganancia. Lo importante es contar con varias posibilidades, porque cuando sólo tienes una opción no estás eligiendo realmente. No obstante, cuando se te presenta una gama de posibilidades, puedes elegir. Eso es lo que hago con mis pacientes, ayudarles a ver una gama de opciones que representen una solución, abrirles el abanico de posibilidades: cuál tomarán, es cosa suya, yo no puedo decidir por ellos.

Lo que ocurre con la sexualidad es que creemos que no tenemos opciones, pero sí las hay, que no la tomemos es otra historia. Hay parejas que les funciona tener una relación abierta, hay otras que no: la opción que elijas es tú decisión.

> Mientras más opciones tengas, más grande es la posibilidad de seleccionar lo que quieres. No es la vida decidiendo por ti, al contrario: eres tú decidiendo qué vida quieres tener.

Ese abanico de posibilidades y la elección se consigue con un cierto grado de autobservación, con cierta conciencia de lo que hay, de lo que puedo y no puedo hacer. Sobre todo nos hace falta aprender a contactar con nosotras, con nuestras necesidades y nuestros miedos.

Como ya se dijo, la vida sexual activa inicia a una edad temprana. Las cifras dicen que los niños inician a los once años y las niñas a las doce. Esa es la etapa de iniciación a la vida sexual en México. Y tiende a bajar. Esto quiere decir que las mexicanas, en promedio, empezamos nuestra vida sexual en algún punto de la adolescencia.

Si bien biológicamente hay niñas que a los nueve años ya menstrúan, ya están biológicamente preparadas para tener una relación sexual, no quiere decir —según yo— que realmente estén listas o que el desarrollo psicosexual sea el adecuado.

No existe una etapa ideal para tener una vida sexual activa porque eso depende —en el ideal de los casos— de cada uno de nosotros, de poder observar cuándo nos sentimos preparados, no sólo para empezar una vida sexual activa sino también para cuidarnos, disfrutarlo y pasarla bien.

Depende de cada adolescente. La realidad es que no podemos taparles los ojos con una venda y decir: «No vean porque están muy chiquitos», y pensamos que si no les hablamos de sexo no va a ocurrir. Lo cierto es que va a ocurrir —con o sin nuestro consentimiento—, pero lo que sí podemos hacer es darles herramientas.

En general, la presión social en cuanto al tema de la iniciación sexual, sigue vigente. Seguimos presionando, cuando jóvenes, sobre todo en hombres: «¿Cuándo lo vas a hacer?, ¿Cuántas llevas y para cuándo la que sigue o cuántas tienes en tu haber?». Cada vez más esto también pasa con mujeres, cada vez más las mujeres empiezan a sentir esta presión social; yo he tenido a pacientes chavitas, de 15 o 16 años vírgenes que se sienten mal por no tener experiencia, porque el novio les pide que tengan relaciones sexuales y más allá de no querer, sienten que el novio se va a ir porque no tienen experiencia, la pregunta es: «¿Cómo le hago para no verme primeriza?, ¿cómo le hago para que él no se dé cuenta de que es la primera vez?».

Hay muchas realidades en México. Hay muchas chavitas que piensan que la virginidad es importante, vienen de familias conservadoras en donde hay que esperarte para que sea con amor; ésta es la versión tradicional de la sexualidad que muchos tenemos. Pero, también está la contraparte, la otra exigencia social de que entre más experiencia tengas, mejor y en lugar de preguntarme cómo hacerle para aguantarme y cómo hacerle para *darme a respetar*, la pregunta hoy es: «¿Cómo le hago para que no se me note que soy primeriza, cómo le hago para que mi novio no se dé cuenta que es mi primera vez y que soy inexperta?». Ambas realidades conviven de forma paralela.

Existen estos dobles mensajes. Por un lado, eres una mujer sexual y empoderada, hoy puedes vivir tu sexualidad como te parezca: «Sé libre». Pero, por otro lado, también te dicen: «Date a respetar, eso se ve mal». ¿A cuál le hacemos caso?

¿Tú cómo viviste este rito de iniciación? ¿Te sentiste presionada o fue realmente una decisión consiente y presente?

Por una sexualidad sin culpas

UNA SEXUALIDAD SIN CULPAS ES EL SUEÑO DE MUCHAS. EL sueño de muchas mujeres es poder vivir su sexualidad libremente y sin culpas. ¿El primer gran paso? ¡Acéptala!:

- Vengo de una familia muy tradicional.
- Procedo de una familia muy religiosa.
- Tuve una educación muy conservadora.
- Tendré algunas ideas de la sexualidad bastante limitantes.

Una vez que has reconocido estos antecedentes —cualquiera que estos sean—, necesitas traicionar estos esquemas:

- Lo que tu familia te dijo.
- Lo que tu escuela te inculcó.
- Lo que la religión dice que es pecado.
- Lo que tus amigos de toda la vida decían que era malo.
- Lo que tu pareja te enseñó.

La sexualidad —en algún área o en muchas— se vive como culpa, no se saldrá de un día para otro. Esa es la culpa que hay que asumir. Por ejemplo, si en mi familia me dicen que las mujeres salen de su casa vírgenes y se casan, y yo me voy a vivir con mi pareja, evidentemente no soy virgen y no estoy dentro de los parámetros que me está exigiendo la familia, voy a sentir culpa. Yo creo que es mejor asumir la culpa porque no se me va a quitar: de hecho, me la puedo pasar muy bien y, al mismo tiempo, sentirme culpable. No son mutuamente excluyentes.

> Como nos queremos quitar la culpa, nos perdemos de todo lo que hay alrededor, al poner toda nuestra atención en lo culpable que nos sentimos. La culpa nos distrae de lo demás que está ocurriendo porque ahí está nuestra atención.

Si aceptamos a la culpa como es: parte de nuestro crecimiento. Crecer da culpa, no sólo en lo sexual sino en general. En constelaciones familiares tenemos una frase que a mí me gusta mucho: «Para crecer hay que traicionar», refiriéndonos a la traición que necesitamos hacer de nuestros viejos patrones y lealtades familiares, para poder construir una historia nueva y diferente.

En la medida de que asumo esa culpa, me puedo hacer cargo de ella. Y así evito que la culpa se haga cargo de mí toda la vida.

Si asumimos la culpa, podremos ir hacia la tan ansiada —para muchas— libertad sexual. Y esa libertad sexual significa estar en paz con quién soy, lo que quiero y disfrutarlo. Por eso es esencial preguntarnos:

- ¿Quién soy?
- ¿Qué quiero?

- ¿Qué me gusta?
- ¿Quién me gusta?

CAPÍTULO 2

En pareja

Sólo existen dos cosas importantes en la vida. La primera es el sexo y la segunda no me acuerdo.

WOODY ALLEN

Los vicios de sexo no son vicios.

JOAQUÍN SABINA

En el mundo del sexo, no existe una felicidad única y establecida para todos.

YUKIO MISHIMA

¿Cómo hablar de sexo con mi pareja?

M ÁS ALLÁ DE CÓMO NOS SENTIMOS EN PAREJA Y SIN importar si nuestras relaciones sexuales son buenas, malas o regulares, para hablar de sexo con nuestra pareja necesitamos tener claro lo siguiente:

- Prohibido platicar antes del round. En el ideal de los casos, no hables de las cosas que no te gustan y/o no funcionan cinco minutos antes del encuentro sexual.
- Busca el momento. No se dará de manera espontánea.
- Ambos intenten estar relajados, sin presiones de oficina y familia.
- Asegúrate de que ambos podrán desconectarse de sus radiolocalizadores, iPad, celular y demás distractores. La idea es ponerse atención el uno al otro.
- Salgan del contexto. Es ideal ir a tomar un café, platicar, salir de donde suelen tener encuentros sexuales. Escoge un lugar donde puedas expresarte y decir realmente lo que quieres, lo que sientes y lo que esperas de tu pareja. ¡La fila del supermercado, no es el lugar adecuado!
- ¡Adiós recámara! No es un buen lugar para decir qué falla en la relación sexual, es como si llenáramos ese espacio de recuerdos feítos. Especialistas en

feng shui dicen, por ejemplo, que no es bueno discutir en el cuarto porque es el lugar de armonía para la pareja donde, simbólicamente, está el nidito de amor.

- La idea es que la plática sea de lo más cordial. No se trata de herir a la otra persona, sino de expresar que te está sucediendo, qué necesitas, y permitir que tu pareja lo haga de vuelta.

- La responsabilidad en una pareja es compartida, 50 y 50: si yo me hago cargo de lo que me pasa, entonces también me hago cargo de la solución. Es decir, no se trata sólo de aventar el problema sino de apoyar en la solución.

- Cuando uno de los dos toma la iniciativa de hablar de sexo, sobre todo de las cosas que necesita y/o siente que no funcionan, el otro también está en su derecho de hacerlo. La idea es abrir ese canal de comunicación para conocer lo que el otro piensa y siente, aunque algunas de las cosas que nos diga, no nos encanten.

Al hablar de sexo con nuestra pareja tocamos fibras muy sensibles y nos sentimos aludidos y lastimados con facilidad. Por ejemplo, si mi pareja hace un comentario sobre mi cuerpo y me dice: «Me encantas, pero para mi gusto sí estas un poco pasada de peso», eso hiere en lo más profundo de mi ser aunque tenga toda la razón. Porque, seamos honestas, él está en todo su derecho de que, si me conoció con 20 kilos menos, ahora que subí no le encante y nada tiene que ver con que no me quiera.

Tengo una paciente que le pasó a la inversa. Ella pesaba 110 kilos y así la conoció su marido. De pronto ella decidió bajar de peso por salud y porque no le gustaba verse así. Llegó a pesar 60 kilos. Y entonces a su marido no le gustaba, a él le atraían las gorditas y cuando ella hizo ese cambio, a él ya no le encantaba —aunque estaba feliz por ella.

A veces es complicado platicar en pareja porque entre lo que a él le gusta y lo que a mí me gusta, puede existir una gran diferencia. La cuestión aquí es cómo hablar de sexualidad para evitar, en la medida de lo posible, que la otra persona y yo salgamos lastimados.

Pasos para lograr una comunicación asertiva con tu pareja:

1. **Hacerme cargo de lo que siento y creo**

   Es la manera en que debemos expresarnos. Decir, por ejemplo: «Estás enojado conmigo», cierra los términos de la comunicación. Es mejor decir: «Yo siento, a mí me pasa, yo quiero, yo te percibo enojado conmigo». De lo contrario, al dar por hecho lo que nosotras creemos, estamos provocando que si no es cierto, él se enoje, lo incomode o decida darme el avión. Acto seguido, discutimos porque —para nosotras— es «evidente» que está enojado, pero él no lo acepta y así *ad infinitum*. ¿Te suena familiar? A partir de aquí, ya no tiene sentido nuestra discusión, porque lo que queríamos platicar inicialmente no tenía que ver con el enojo.

   Necesitamos hacernos cargo de las etiquetas que ponemos. No está mal ponerla, resulta un tanto imposible no ser prejuiciosa, pero lo que sí podemos es hacernos cargo de lo que vemos, percibimos y sentimos y ser honestas con lo que queremos y necesitamos.

> Estamos diseñados para hacer prejuiciosos
> porque eso nos salva la vida en muchos
> sentidos, hace la comunicación más
> rápida y nos permite adaptarnos
> al entorno con mayor rapidez.

Poder encasillar varias cosas en un solo concepto, un prejuicio, tiene varios beneficios. Por ejemplo, ¿qué percibes si ves a alguien con el ceño fruncido, que habla muy fuerte y baja un poco la cabeza? Probablemente lo interpretes como enojo. Esto, que acabamos de hacer es prejuzgar a alguien. No es otra cosa que hacer un juicio previo, basándonos en experiencias previas.

Por lo tanto, no es malo hacer prejuicios, es parte de ser humanos. El problema es cuando nos los compramos y no nos damos chance de ponerlos en duda. Porque —quién sabe— esas mismas características para alguien más podrían significar que ese hombre está concentrado. ¿Lo ves?

Por eso, hacerme cargo de lo que veo y observar mis prejuicios sólo se trata del primer paso.

2. **Creerle a mi pareja**
Este paso es necesario si queremos entablar una comunicación asertiva. Lo que regularmente hacemos es ir con nuestra pareja y decirle: «Yo creo que estás enojado» y él contesta: «No», y yo sigo con tono autoritario para contestar: «Claro que sí», evidentemente, con este tipo de comunicación, ya sabemos a dónde vamos a llegar, ¡a ningún lado!

Si le preguntas, créele. Si él dice que no está enojado, aunque a ti te parezca que sí, de menos necesitas darle el beneficio de la duda.

Entonces ¿qué hago? Investigo, pregunto y digo: «Para mí el que tengas estas señales son sinónimo de que estás molesto, por eso me gustaría saber ¿para ti qué es?».

La pregunta es muy importante porque para mí esas señas significan que él está enojado, pero me gustaría que me explique qué significa eso para él. También le podríamos decir algo así: «Cuéntame cómo te estás sintiendo para que yo pueda tener parámetros para poderte entender desde ti y no desde mí».

3. **Lo suyo es igual de válido que lo mío**
Se trata de validar la percepción de mi pareja. El tercer paso es muy necesario. Debemos de tener claro que lo que él cree o percibe es igual de válido a lo que yo creo y percibo. Si no tengo eso muy claro será muy difícil llegar a un acuerdo. Ningún punto de vista pesa más que otro. Necesitamos validar la percepción del otro porque si la valido quiere decir que nos ponemos al mismo nivel y la discusión será equilibrada.

Dentro de esto, es importante hablar de lo que hacemos y no de lo que somos. Es diferente decir «haces tonterías» a «eres un tonto». Una la puedo modificar, la otra no. La que afecta a lo que soy no es modificable, la que afecta a lo que hago sí la puedo modificar. Por eso es importante aprender a describir lo que observamos desde el hacer y no desde el ser. Por ejemplo: «Cuando tú gritas, yo siento que me humillas porque para mí el que alguien me grite es que no me respeta». Es muy distinto a decirle, como muchas veces decimos: «¡Eres un desgraciado, infeliz, nadie me había humillado así en mi vida; primera y última vez que me gritas!». ¿Ya me vas cachando la idea? Son muy distintas. En el primer ejemplo, no te estoy diciendo que eres un desgraciado, no te estoy diciendo que no me valoras; estoy diciendo que cuando tú gritas no me siento valorada. Y es muy distinto porque la otra persona podrá decir que él no tenía ni idea de que cuando gritaba te afectaba de esa manera, porque para él gritar no significaba nada de eso, podría estar estresado o siente que es una forma de que tú lo escuches.

Como en mi caso, yo soy muy gritona y en general hablo muy fuerte; si estoy emocionada —no enojada—, grito y hay quienes me perciben violenta pero yo, desde mi perspectiva, no estoy siendo violenta sino que estoy emocionada. Por ejemplo, cuando platico con mi familia —papá, mamá y hermanos— la gente cree que estamos peleando porque en mi casa al que grita más alto a ese le hacen caso. Es como la ley del más fuerte: el que llega a sobresalir de entre los gritos es a ese al que escuchamos, pero no estamos peleando, así es mi familia, mi historia. Pero, si yo me junto con un hombre que viene de una familia más pasiva, menos efusiva e intensa, es posible que se sienta invalidado, enojado o incluso humillado, cuando yo levante un poco —o un mucho— la voz, aunque esa jamás fuera mi intención. Por eso, es importante que aprendamos a describir lo que la otra persona hace, su actuar y no quién es. Si podemos hacer esto, también podremos notar la diferencia entre nosotros y ver que así como yo no quiero lastimarlo —intencionalmente— cuando actúo de determinada manera, él tampoco. Desde este lugar es más sencillo darnos que cuenta que nuestra pareja no es mala, ni disfruta haciéndonos daño, sólo tiene formas de actuar diferentes a las mías.

4. **Ver lo que sí hay**

> Cuando no tenemos claro el equilibrio,
> llega el momento en que no entendemos
> por qué estamos y/o seguimos en pareja.

Resulta muy común que cuando llegan a consulta mis pacientes mujeres y dicen que su marido o su novio hace esto o aquello y se quejan de la pareja, yo les pregunto: «Bueno, si es tan malo ¿qué haces ahí? Aunque existan intereses de por medio, ¿qué haces ahí?». Cuando estamos enfocadas en que algo no funciona es difícil ver más allá, es complicado ver cuáles son esas cosas que sí funcionan. Sólo sigo ahí y parece que no me doy cuenta de lo que sí me está dando mi pareja para que yo siga ahí.

> A veces no es que la relación sea tóxica,
> sino que estamos muy ocupadas viendo
> qué no hace en vez de ver qué sí me da.
> De igual manera, cuando toda nuestra
> atención está en ver todo lo que yo doy,
> pierdo de vista todo lo que no hago.

Si, por ejemplo, decimos: «Es que me maltrata», y no veo mi parte, cómo yo también lo maltrato, cómo lo

hago sentir, eso nos llevará a un ciclo vicioso y probablemente un tanto violento, cuando el problema es que
no logramos comunicarnos.

Nos hacemos daño en el proceso, porque
nos gritamos y nos violentamos. La realidad
es que queremos estar ahí, pero no hemos
encontrado un camino sano, y no es que
la pareja no funcione, sino que la única
herramienta que conocemos y hemos
utilizado para comunicarnos es la violencia.

Hay muchas maneras de vincularnos y el enojo es una
de ellas. Enojarnos o pelear es una manera de sentirnos
cerca. Cuando estoy enojada con alguien: «Es que Fu-
lano me la hizo, no se vale y me las va a pagar». Todo el
tiempo estoy pensando en lo que me hizo y cómo me las
va a pagar y… ¿en quién estoy pensando todo el día? En
esa persona y por eso lo tengo cerca. De ahí que se diga
que del odio al amor hay un paso, porque el odio es algo
que nos mantiene unidos.

Hay muchas parejas que no saben
cómo estar juntas y se pelean todo el
día. Paradójicamente, esto los hace
sentirse cerca y los mantiene unidos.

A veces, no encontramos otra forma de estar juntos, lo
que sirve y lo que tenemos —para bien o para mal— es

estar enojados todo el tiempo, estarnos peleando, y eso nos mantiene vivos y juntos. Muchas de nosotras hemos tenido alguna relación así, es la típica de: «Te amo, pero te odio, pero no puedo vivir sin ti».

¿Qué hacer? Si puedo identificar qué es esto, que nos une y nos mantiene juntos y acepto y vivo el miedo de estar con alguien que me encanta, y tomo la vulnerabilidad como bandera, es —a mi juicio—, la forma más sana de que una pareja esté junta, la relación podrá ser de otra manera.

Para poder llegar a una comunicación asertiva necesitamos estos pasos básicos que tienen que ver con hacerme cargo de lo que yo veo, percibo y siento, hablar en primera persona, hacerme responsable de mí y de lo que yo siento para después validar la percepción del otro, creerlo y por último tener claridad para qué estamos juntos.

Tip: Elimina los absolutos como: «Nunca», «todos», «ninguno», «siempre», «jamás», por que cierran la comunicación en automático.

Si tú le dices: «Es que tú nunca me besas» habrá un problema porque lo que la pareja va a buscar, en automático, es un referente en su historia que invalide lo que tú le dices. Él contestará: «En el verano de 1985 te besé», y entonces nos enfrascamos en el que si yo dije o tú dijiste, que si fueron diez veces o si fueron tres. Cuando yo le impongo al otro los absolutos, no son reales en términos generales, por eso es que esas palabras necesitaremos evitarlas a toda costa.

Tip: Mejor utiliza: «Pocas veces,
algunas veces, en ocasiones,
etcétera», porque eso me dice
que la gran mayoría de las
veces sí lo hago, pero hay otras
que no, y entonces me siento
reconocida o reconocido.

Otro ejemplo es: «Sí me gusta ser cariñosa, pero muchas veces me cuesta trabajo serlo». En ese muchas veces estás reconociendo que sí eres cariñosa y que posiblemente haga falta más de tu parte.

5. **Hablar con todo y el miedo a lastimar**
   Hay que ser honestas, aun con el miedo a lastimar. Porque lo que no hablamos, lo que no decimos, lo que queremos, particularmente al hablar de nuestra sexualidad, es porque tememos lastimar a la pareja. Por ejemplo, si mi marido es eyaculador precoz y se lo comento, lo puedo hacer sentir mal, pero es una realidad. Si él se viene muy rápido y tampoco hacemos nada más que a mí me dé la oportunidad de alcanzar el orgasmo y prefiero no decírselo, y lo que hago es fingir el orgasmo, llegaremos a una bola de nieve en donde cada vez nos sentimos más frustradas y no sabemos por qué.

   Por eso, con todo y el miedo a lastimar, habrá veces que lo tendremos que decir o nuestra pareja nos dirá: «Sí, la verdad es que tan pasada de peso no me prendes igual», y posiblemente la van —o me van— a lastimar mis/sus palabras pero es parte de la vida. Hay temas con los que, aunque intentemos ser de lo más sutiles, va a haber cosas que nos lastimen y será importante hacernos cargo de eso, será muy importante ser honestas con nosotras y decir: «Pues sí, él me conoció con 30 kilos menos». Después habrá que revaluar y observar si sí quiero bajar de peso o me gusta estar así o me está costando trabajo o si él puede estar conmigo así o de plano, neta, la libido nomás no jala porque no le gustan gordas y ahí entrarán otra serie de consideraciones que se tendrán que ver y tomar en cuenta. Pero en primera instancia, se necesita ser honesta con nosotras mismas y por consiguiente con nuestra pareja, porque no me van a poder dar algo si no lo pido y tal vez mi pareja no tiene ni idea que me molesta su sobrepeso o que me molesta que sea muy flaco o que se viene muy rápido y no me da tiempo de alcanzar el orgasmo, según sea el caso. Si yo no se lo digo, no tiene manera de saberlo en términos prácticos y generales. Y con todo y el miedo a lastimar es necesario decir las cosas, dejando que el miedo nos cuide y nos ayude a buscar la forma, el momento y las palabras.

Cuando explota la bomba es porque ya estamos frustrados, enojados, dolidos y lo que ya hacemos es decirlo sin pensar y sale algo así: «Ya nunca se te para ¿tienes otra?». Ésta, por mucho, no es la mejor manera; podríamos decir lo mismo de otra forma: «A mí me pasa que, últimamente, me he sentido poco deseada porque cuando te busco, tú...» O bien: «Las últimas tres veces, yo siento que has tenido problemas, normalmente duras más ¿cómo te puedo apoyar?, ¿qué necesitas?».

ENTRE LO QUE TENGO
Y LO QUE QUIERO... ¿QUÉ HAY?

Si yo quiero tener una noche de sexo extraordinario con mi pareja, necesito hacer cosas extraordinarias. Una paciente me dice que ella quiere un orgasmo como el de *Como agua para chocolate*, donde salen fuegos artificiales. «Quiero que se acabe el mundo cuando yo tenga un orgasmo, pero nunca he sentido uno», dice ella. Aquí es donde la puerca tuerce el rabo, porque entre lo que quiero y lo que tengo, a veces hay mucha diferencia. Lo que se traduce, para muchas mujeres, en frustración.

Por ese motivo, es importante que me siente, piense, reflexione y haga una lista para definir dónde estoy y dónde quisiera estar. Responde estas preguntas:

- ¿Cómo describiría mi vida sexual actualmente?
- ¿Tengo orgasmos?, ¿alguna vez los he experimentado?
- ¿Me masturbo?, ¿me gusta? ¿Qué tanto lo disfruto?
- ¿Cuáles son mis sueños y fantasías sexuales —tanto individual como en pareja?
- ¿En dónde me gustaría estar —sexualmente hablando?
- ¿Qué me gustaría experimentar?
- ¿Cómo me gustaría disfrutar?
- ¿A dónde me gustaría llegar sexualmente hablando —tanto individual como en pareja?

En mi experiencia como terapeuta sexual, me he dado cuenta que la gente no sabemos hacernos preguntas, en realidad desconocemos qué queremos. Y es que no nos enseñan a cuestionarnos, desde que somos pequeños nos dan respuestas de lo que debemos saber y ya.

Lo que yo enseño en consulta, si tuvimos un proceso terapéutico exitoso, es que aprendas y puedas cuestionarte. Es decir, cuando mi paciente se va del consultorio se va con grandes preguntas en lugar de irse con grandes respuestas.

> Me interesa que mis pacientes aprendan
> a cuestionarse. Para qué hacen lo que
> hacen, que vayan aprendiendo que en
> esta vida hay grandes preguntas y, en el
> ideal de los casos, cada quien —a nuestro
> ritmo— iremos encontrando respuestas.

Aprendamos a ser curiosos, a cuestionarnos con un simple:

- ¿Qué me pasa?
- ¿Qué siento?
- ¿Para qué me habrá pasado?
- ¿Qué tengo que ver yo con todo esto que me sucede en la vida?
- Si mi sexualidad hablara, ¿qué diría de mí?
- Si yo soy pieza fundamental de mi vida, ¿qué diría mi sexualidad de mí?
- Si las cosas no suceden al azar. Si soy alguien que no tiene orgasmos o si no puedo masturbarme o si mi relación de pareja dijera algo, ¿qué diría de mí?

Son el tipo de preguntas que es necesario hacernos. Necesitamos formar parte de la ecuación, no hacernos a un lado. Es como cuando decimos: «No sé por qué alguien no tiene orgasmos», es importante que me devuelva la pregunta: «¿Por qué yo no tengo orgasmos?». Es diferente que me pregunte por qué ésta o aquella persona no tiene orgasmos, a que me pregunte por qué yo no los tengo.

Somos personas diferentes, con vidas distintas, con parejas distintas, con momentos de vida diferentes y si bien tenemos —o podemos— tener cosas en común, nuestras respuestas también pueden ser totalmente diferentes. Es muy importante formar parte de la ecuación y también de la pregunta. Por tanto, en esto de ¿qué quiero?, ¿dónde estoy?, y ¿qué tengo?, necesito formar parte de esa pregunta. Yo, que soy la persona que me estoy haciendo la pregunta: ¿qué tengo y qué quiero?

Necesitamos revisar qué tanta diferencia existe entre una y otra, y una vez que notamos esa diferencia, ver si es mucha o poca:

- ¿Qué tan lejana la siento?
- ¿Qué tan inalcanzable la siento?
- ¿Qué tan cercana la siento?

Tal vez me encuentro en este estado de ánimo donde quiero sentir fuegos artificiales —como los que pasan en las películas cuando alguien tiene un orgasmo— y ni siquiera siento; si alguien me toca, yo siento un hormigueo en la vagina, la siento dormida, entonces me doy cuenta de que estoy lejos.

Tal vez me siento cerca del orgasmo, pero nunca he tenido uno y la sensación es más como: «Me siento cerca, algo me pasa, me siento muy muy cerca y me bloqueo y siento cómo se va». Si bien los dos casos son de mujeres que no alcanzan el orgasmo, son momentos distintos. Por ahí, la importancia de cuestionarnos y ver qué tan lejos o qué tan cerca estoy de mi meta. Es importante empezar a ubicar:

- ¿Qué quiero y qué tengo?
- ¿Dónde estoy y dónde quiero llegar?

Eso también nos traza una meta.

Si veo dónde estoy puedo trazar un camino hacia dónde quiero llegar, sino sé dónde estoy, cómo salgo de ahí. Lo que regularmente nos pasa es que no queremos estar donde estamos. Nos la pasamos peleándonos con nosotras mismas, por estar donde estamos.

Si yo me la paso peleando con estar donde estoy, en realidad no estoy donde quiero, sólo estoy donde estoy, pero no donde quiero.

Por ejemplo, si yo me la paso peleándome conmigo por ser enojona, en realidad no estoy viviendo mi ser enojona, sólo estoy peleándome con ser enojona; toda mi atención está puesta en esa parte de mí. Así que, como toda mi atención está ahí, no puedo dejar de ser enojona y sigo peleándome con esa parte de mí; de hecho, probablemente, cada vez sea más enojona porque no puedo apropiarme de esa parte de mí. Lo mismo pasa con nuestra sexualidad.

Si yo me la paso todo el tiempo pelando con esa parte de mí que no siente, que se me entume, que controla los orgasmos, que siente culpa, ¿cómo voy a ver algo distinto, si toda mi atención está en esa parte de mí que no me gusta?, ¿cómo voy a lograr mi meta?

Muchas mujeres todo el tiempo sienten
culpa: lo único que hacen es poner toda
su atención en esa parte de ellas que
siente culpa y se pierden de todas las
demás partes que —de hecho— la están
pasando bien. Es como si se quedaran
atrapadas en una parte de ellas.

Lo que necesitamos hacer es ponernos metas a corto plazo, realizables. Normalmente, lo que hacemos, es plantearnos metas irrealizables, muy ambiciosas, y eso sólo genera más de lo mismo: frustración.

Si quiero alcanzar un orgasmo —y nunca
lo he tenido— mi meta no puede ser el
orgasmo en sí mismo, dado que nunca
lo he alcanzado. Necesitamos una meta
a corto plazo como ir a terapia, platicar
con una amiga, preguntarle si a ella le ha
pasado alguna vez, masturbarme. Esas
son metas a corto plazo, realizables y que
van en función de alcanzar un orgasmo.

Necesito aprender a conocerme, a conocer mi cuerpo e ir a mi ritmo no al que me marca la sociedad, mi familia, mi pareja o mis amigos.

Hay personas que son más rápidas o que se
exigen más de lo que en realidad pueden,

otras son más lentas y el cuerpo trabaja a
otro tiempo. Lo importante es que la meta
no nos sea inalcanzable, ni amenazante.

Por ejemplo, tuve una paciente que fue abusada sexualmente a los cinco años. Su mente bloqueó eso que vivió, y
no recuerda parte de su infancia. Llegó a terapia conmigo
porque no podía disfrutar de una relación sexual. Entonces lo que estuvimos trabajando fue su paciencia, porque
su cuerpo no iba a confiar rápidamente en alguien, necesi-
taba tener cautela, es importante respetar nuestros ritmos
y defensas. Si están ahí, es para algo.

Existen diferentes formas de percibir el mundo y por lo
tanto, distintos tipos de bloqueos: emocionales, corporales,
racionales, etcétera.

No sólo entendemos el mundo de manera racional, también lo percibimos y lo sentimos con los músculos, con el
cuerpo y te tengo noticias: nuestro cuerpo tiene memoria.

Hay emociones que se nos quedan —literal— grabadas
en los músculos y por ello existe la terapia corporal: las
emociones se quedan ahí atoradas y necesitamos ayudar-
las a salir para que fluyan las cosas de una manera distinta.

De pronto se nos olvida, pero somos una combinación
de psique, cuerpo y órganos que representan un todo. Es
necesario hacer un alto y poner en una balanza lo que tenemos, para saber:

- ¿Qué quiero?
- ¿Qué tan cerca o lejos estoy de lograrlo?

VULNERABILIDAD
¿CÓMO ABRIR LA JUGADA?

Básicamente se trata de mostrar lo que nos da vergüenza y ésta, a su vez, la definimos como el miedo a la desconexión; es decir, hay algo en mí que si tú ves, que si conoces o que si te das cuenta, ya no vas a querer estar conmigo, te vas a ir, me vas a juzgar, me vas a ver feo, te vas desconectar de alguna manera de mí.

> Vulnerarme es mostrarme. Hablar con la emoción en la mano acerca de todas esas cosas que me avergüenzan de mí.

Brené Brown, investigadora de la Universidad de Houston, especialista en temas sobre la condición humana como el coraje, la autenticidad y la vergüenza, dice que la vulnerabilidad es vivir con el corazón en la mano; es mostrarnos constantemente cómo realmente somos y nos sentimos. Tiene una frase que me gusta mucho: «Soy imperfecta, soy suficiente».

Generalmente vinculamos la palabra vergüenza con algo malo o feo —que no queremos que sepan de nosotros— y, la realidad, es que incluso ciertas cosas que consideramos buenas o positivas nos dan vergüenza. Por ejemplo, tuve una paciente que me platicaba que todas sus amigas se estaban divorciando, y que a ella le daba vergüenza tener una pareja y que su matrimonio estuviera tomando un segundo aire, y se sentía muy feliz. Ella tenía vergüenza de contarles eso a sus amigas porque sentía que se la iban a pasar mal y le daba miedo que sintieran que les estaba presumiendo lo maravilloso que iba su relación de pareja. La realidad es que cuando tuvo el valor de hablar con sus amigas y vulnerarse —decirles cómo se sentía—, se dio cuenta de que a ellas les daba gusto que ella estuviera pasando por una buena etapa.

> Vulnerarnos es abrirnos, con todo y el miedo que eso implica. En pareja es vital hacer esto. Muchos problemas que tenemos en pareja son porque no abrimos la jugada, no nos vulneramos, no decimos para qué estamos haciendo las cosas.

Abrir la jugada, como en un juego de póquer, es igual a mostrar mis cartas y mostrar mi juego. Se trata de que la otra persona sepa qué me está pasando, qué estoy sintiendo y por qué —de pronto— actúo como actúo.

Por ejemplo, pensemos que mi marido trabaja y trabaja, y yo me siento abandonada. Él se frustra y enoja cuando le reclamo porque nunca está en la casa, y él me dice que no valoro nada de lo que él hace. Este pleito se vuelve el pan nuestro de cada día, porque él siente que no valoro lo que hace y yo siento que no me quiere y de ahí no salimos. Abrir la jugada —en un caso como éste— sería hablar de lo que realmente sentimos. Tal vez él trabaje como loco porque no se siente suficiente para ti y siente que si no te da la vida que mereces, te vas a ir o lo vas a dejar de admirar. Y quizá tú, como no sabes esto, te sientes poco importante en su vida porque crees que el trabajo es más importante que tú. Si ambos se dan chance de hablar de lo que realmente sentimos, será más fácil reconectarnos y ser empáticos el uno con el otro.

Tip: Abre la jugada. Como dice Brené Brown, «vayamos con el corazón en la mano». Duele, claro que sí, pero trae grandes resultados.

- ¿Es fácil abrir la jugada? No.
- ¿Se siente horrible? Sí.
- ¿Estamos acostumbrados a hacerlo? No.
- ¿Vale la pena? ¡Absolutamente!

La vulnerabilidad es un músculo que se aprende a ejercitar y, como todo músculo, al principio es pequeño, está medio atrofiado, duele, nos sale chueco. Paso a paso, iremos aprendiendo a ejercitarlo y utilizarlo cada vez mejor.

Vulnerarme es hacerme preguntas que me van a sacar de mi zona de confort y asumir el compromiso de responder con sinceridad. Porque si no somos auténticos, nos engañamos a nosotros mismos.

Vulnerarme es decir: ¿Qué me pasa? —con la emoción en la mano—. Siento que si sabes . Me da vergüenza que sepas/veas/conozcas esto de mí; porque siento que si sabes esto de mí vas a creer/pensar/sentir de mí; y ¿cómo creo que va a reaccionar?

Ejemplo: Siento que si sabes que me siento chiquita a tu lado, ya no vas a querer estar conmigo. Me da miedo que veas que no me siento suficiente para ti y siento que ahora que lo sabes, vas a pensar que no valgo la pena y te vas a ir.

> Todos sentimos vergüenza, por
> lo tanto a todos nos viene bien
> vulnerarnos, mostrarnos. No es fácil,
> pero el resultado vale el esfuerzo.

Ahora bien, pueden ocurrir varias situaciones cuando nos vulneramos:

- Que él o ella escuche y diga: «No tenía idea de que te sentías así».
- Que él o ella escuche y diga: «Híjole, la verdad no me gusta estar con alguien que se siente tan pequeña y mejor dejamos las cosas hasta aquí».
- Que él o ella escuche y diga que te ama y exprese: «No tienes por qué sentirte así. Eres maravillosa».

Y sí, eso que estás pensando es parte del riesgo. Puede que en una próxima discusión, nos eche en cara que nos sentimos de tal o cuál manera; es decir que esa persona utilice la información que le dimos en nuestra contra. Ese es uno de los precios que estamos dispuestas a pagar al vulnerarnos. En este caso, bien valdría la pena decirle: «Me duele que utilices lo que yo te cuento para lastimarme. Eso que acabas de decir te lo dije en un contexto distinto y me duele que lo uses en este momento».

Cuando esto sucede, es porque ya llevamos un ratito practicando y estamos fuertecitas para poder asumir una respuesta como esa.

> **Tip:** Ve de menos a más. Vulnérate con personas en las que confíes mucho y sientas que pueden contenerte y apoyarte. Poco a poco irás sintiéndote más valiosa y conectada, por lo que podrás vulnerarte cada vez con más personas, incluso esas que hoy ves como imposibles.

Cuando nos vulneramos estamos en nuestro mayor punto de fuerza. Contrario a lo que la gente cree, vulnerarse es de gente muy valiente, porque se requiere de toda la valentía para mostrarse, para tocar con el dolor lo que lastima y decirlo asumiendo el precio de todo lo que puede pasar, y aun así, atrevernos.

> Vulnerarme puede convertirse en mi mayor punto de fuerza, porque cuando yo lo asumo, de hecho, nadie más puede hacerme daño con eso. Me apropio de mi historia.

Ahora qué: ¿me vulnero con todo el mundo? No, por supuesto que no. Ir por ahí, sacando todo del baúl de los recuerdos y llegar —por ejemplo— con nuestra pareja y contarle todo lo que nos ha hecho daño en la vida —y no me había atrevido a contarle—, así de golpe y porrazo, probablemente no sea una buena idea. Podría resultar contraproducente. Necesitamos ir paso a paso. Se vale arriesgarnos, pero también cuidarnos; soy parte de la ecuación, tengo mi corazoncito, una vida, un contexto y una herida que es importarte cuidar. Si yo —por ejemplo— tengo una herida de rechazo, primero sería importante trabajar en ella, porque si no, probablemente sólo confirme mi teoría de que todo el mundo me rechaza.

Por eso voy paso a paso con alguien que me inspire confianza, le cuento un pedacito de mi vida —la parte que me avergüenza— y conforme me voy sintiendo más conectada con esa persona, me aventuro por más. Veo cómo me siento y sigo.

La sexualidad —que es un terreno álgido e íntimo— no escapa de todo lo que hemos venido diciendo de la vergüenza. Sobre todo en esta área, vayámonos de menos a más, es mejor dar un paso pequeño y firme que uno tambaleante y grande.

Por ejemplo, puedo pensar: «Hoy no me puedo masturbar porque me causa demasiado conflicto». Entonces no lo hago, respeto mi ritmo; más bien voy viendo qué me pasa si me toco un pecho. Voy paso a pasito, noto qué pasa cuando acerco mis manos y voy viendo qué siento, voy entrando en contacto y me doy chance, ese es un pasito. Eventualmente pondré las manos en mi entrepierna y veré qué siento, después llegaré a poderme masturbar, pero hoy no y está bien; eso es ir a mi ritmo, porque si no lo que hacemos es ponernos el pie y frustrarnos porque no logramos hacer tal o cual cosa.

La vulnerabilidad —idealmente— está presente en todas las relaciones humanas.

Ejemplo: cuando tengo una pareja es porque me siento cercana a él o a ella, porque me gusta estar ahí, porque trabajo para sentirme cerca, porque creo que es increíble sentir a un ser humano tan cerca, ser parte de un proyecto en común.

Cuando doy terapia de pareja veo que no soy la única que comparte esa opinión. He visto que estar en pareja es una de las fuerzas que mueve al mundo: ese amor, esa conexión que se crea entre dos personas sin importar el género, esa conexión romántica que se establece entre dos va más allá y me gusta creer que es porque confiamos en ese alguien —como en pocas personas—. Si no te muestras con ese alguien (que es tan especial) entonces... ¿con quién te muestras?, ¿para qué estás en pareja?

Hago mucho hincapié en la vulnerabilidad en pareja, porque muchas de las parejas que llegan a mi consultorio dicen que no se pueden abrir porque sienten que todo lo que digan será usado en su contra. Si tu sensación es parecida, te invito a preguntarte:

- ¿Para qué elegí a esta pareja?
- ¿Qué pasa con la confianza?
- ¿Para qué seguir en pareja?
- ¿Qué espero de mi relación de pareja?
- ¿Qué me da miedo de mi relación de pareja?
- ¿Qué sí me da esta relación?

El objetivo de vulnerarnos es vulnerarnos. Es aceptar que somos humanos y, como tales, tenemos múltiples y variadas sensaciones —lindas y no tan lindas—. Esa imperfección nos hace humanos y nos acerca en pareja, con las personas que forman nuestro hogar, con nuestro grupo de amigos y nuestro entorno.

No se trata de vivir cada día con el pañuelo desechable en la mano e ir contando nuestras penas al primero que se nos cruza, pero sí —al menos— tratar de encontrar un equilibrio, donde sí existan personas que me conozcan y con las cuales me pueda mostrar tal y como soy.

No existe alguien que no haya tenido miedo de no estar a la altura en un momento determinado de nuestra vida o a ser rechazado, sólo que nos da mucha vergüenza reconocerlo por el temor de ser atacados en ese punto, incluso a veces nos cuesta aceptarlo con nosotros mismos. En ocasiones, la imagen de escaparate perfecto también se vive hacia dentro.

¿Cuántas veces no nos hemos atrevido a levantar la mano en clase o en el trabajo para decir que no entendíamos algo y, cuando un compañero lo ha hecho, lo hemos agradecido en silencio? Por pequeña que sea mi vergüenza, vulnerarme, me vuelve valiente. Que no se nos olvide, el sinónimo de vulnerabilidad no es debilidad, es fortaleza.

> Cuando nos entumimos para no sentir
> dolor, también lo hacemos para el amor
> y para la parte amable de la vida.

En definitiva, aunque la sociedad nos venda la imagen de imbatibles, nuestro camino para la felicidad consiste en aceptarnos y abrazarnos a nosotros mismos en la totalidad de lo que somos: fuertes y vulnerables, al mismo tiempo.

La resiliencia —otra palabra que se ha puesto de moda y va ligada a la vulnerabilidad— es la capacidad de sobreponerte a un evento desafortunado. Tiene que ver con enfrentar la adversidad de la mejor manera. Por ejemplo, la gente que estuvo en la guerra crea resiliencia —en el mejor de los casos— al dolor y a las pérdidas.

En las relaciones de pareja es importante
que desarrollemos resiliencia al rechazo.
Es altamente probable que te sientas
rechazada en algún momento de la relación
y más en el terreno de lo sexual: habrá
instantes en los que tu pareja no desee
acercarse o su libido se vaya al piso.

Desafortunadamente, muchas de nosotras, ligamos rechazo con falta de amor y entonces decimos: «Si me rechaza significa que no me quiere». Pero, en realidad, puede ser que me rechace porque no tiene ganas, está cansado o por un millón de otras cosas. La vulnerabilidad nos ayuda a poder separar una cosa de otra. Porque cuando me siento rechazada le puedo decir algo como: «Cuando hacemos el amor, me siento amada. Estas últimas veces que te he buscado y no has querido, tu rechazo me hace sentir poco amada. Siento que no te gusto». Ahí me estoy haciendo cargo de todo lo que siento y estoy siendo vulnerable, porque es algo que me duele y que normalmente no le diría. Mi pareja podrá contestar: «La verdad es que a veces me duele la cabeza, me estreso, o los hombres no siempre queremos tener relaciones sexuales. Sí, me encantas, pero necesitamos buscar cómo le podemos hacer porque sí te amo, pero a veces no quiero y no tiene que ver con que no te quiera».

Tip: Aprende a desarrollar resiliencia
al rechazo —sobre todo en el
terreno sexual—, créeme, tarde
o temprano la vas a necesitar.

En algún momento de nuestra vida nos sucederá. No somos máquinas sexuales, no estamos disponibles ni dispuestas el 100% de las veces. Aunque socialmente las mujeres tenemos una ventaja, tenemos permiso de no querer tener sexo. Es decir, si yo digo que no quiero está bien, si él dice que no quiere no está bien, algo le pasa.

Muchas veces pensamos que porque son hombres siempre quieren y están listos y dispuestos en cualquier momento. Esto tiene que ver con los prejuicios sexuales que tenemos acerca de lo que significa ser hombre o mujer, y lo que esperamos de ellos.

Al final, todo esto tiene que ver con la comunicación asertiva, con poder vulnerarme y decir qué me está pasando. Sólo así podremos vencer esos mitos y saber en realidad qué está ocurriendo. De lo contrario, no nos podemos hacer cargo de lo que pasa porque el mito se hace cargo de nosotros.

MÁS «Y» Y MENOS «O»
BUSCA EL «COMO SÍ»

Cuando estamos en pareja y discutimos, la mayoría de las veces, esa falta de entendimiento tiene que ver con no saber llegar a acuerdos.

Por ejemplo, hay una pareja que quiere hacer un trío, uno de ellos ya no quiere y el otro sí. Entonces el resultado es no hacer el trío porque hay que respetar que uno de los dos no quiere; en realidad, uno se está quedando frustrado porque su fantasía no está siendo atendida, porque no le están haciendo caso. Ella no está cediendo y esto se está desbalanceando. Eso hacemos cada vez que discutimos: uno gana y el otro pierde, en un ideal de los casos tendríamos que aprender ambos a ceder, a llegar a un punto más intermedio. Eso tiene que ver con más «y» y menos «o»; se trata de sumar en lugar de restar. Entonces, ¿cómo sí podríamos hacer el trío?

El primer paso es: ¿cómo sí?

Podríamos decirle a nuestra pareja que sugerimos probar con una muñeca inflable. Es un trío a fin de cuentas, no con personas, pero ambos están cediendo. Ella está cediendo y él también. Eso es un más «y» y menos «o». Otra opción es introducir un vibrador, puede ser otra salida.

Cuando una pareja llega a mi consultorio y dice que quiere hacer un trío, les aconsejo que si no están seguros de cumplir con esa fantasía, vayan paso a paso. Es mejor ir lento con las fantasías que arrepentirse de haberlo hecho o frustrarse porque no era lo esperado: sería complicado echar reversa. Lo mejor es ir a un bar y que tu pareja coquetee con alguien frente a ti; ahí todavía, si no te gusta, puedes no ir más allá. El siguiente nivel, por ejemplo, es que tu pareja bese a alguien enfrente de ti, si te latió —y no te le quieres ir a golpes a la persona de enfrente— puedes ir subiendo de nivel. La idea es cuidarte, no se trata de experimentar ni de llevar tus límites al extremo sólo porque sí, sino de ver si te interesa —o no— vivir una situación así. Para algunas personas es sumamente excitante, pero para otras es mejor sólo en la fantasía.

En las relaciones de pareja, necesitamos llegar a acuerdos: no se trata de ver quién cede más, se trata de qué nos funciona y —en el ideal de los casos— decirle que sí. Por ejemplo, si tu pareja te dice: «Amor, ¿vamos al cine hoy?». No mates la propuesta si no quieres ir, propón algo distinto: «Hoy no, pero ¿qué te parece si vamos el domingo?».

Otro ejemplo: «Oye, amor, ¿tenemos sexo anal?». Hay mujeres que dicen que no y ya, fin de la discusión. No tienes que querer, pero se vale proponer algo distinto: «Oye, la verdad no es algo que se me antoje experimentar, pero ¿qué tal si hacemos *bondage* y me amarras, me pones esposas y me vendas los ojos, y si jugamos con un hielo…?

Tip: Por cada vez que dices no, propón un sí. Que esa sea una regla de oro en tu relación de pareja. En verdad funciona.

Guía para llegar a acuerdos —sexuales— con tu pareja

Aquí te van algunas actitudes que te pueden ayudar a tener una mejor comunicación en pareja y por lo tanto, negociar tanto en el plano sexual como en el emocional:

1. **Paciencia**
La madre de todas las virtudes. Si realmente queremos
llegar a un acuerdo, la paciencia es fundamental; probablemente no lleguemos a un acuerdo la primera ocasión
o tal vez nos ofendamos y tengamos que retomar la plática en otra ocasión. Vayamos por pasos.

2. **Escuchar no es igual a enjuiciar**
Es todo un arte aprender a escuchar los pensamientos,
sentimientos, emociones, ideas, sueños y fantasías de
nuestra pareja. Así como también sería importante que
la pareja hiciera lo mismo con nosotros.

3. **Honestidad (con todo y el miedo a lastimar)**
Muchas veces no nos animamos a ser 100% honestos
con nuestra pareja por miedo a herir sus sentimientos.
De la mejor manera que encontremos, es importante ser
sinceros sobre lo que hacemos, pensamos, sentimos y
deseamos.

4. **Se vale discutir, no estar de acuerdo**
En general, las personas —sobre todo en pareja— tenemos diferentes deseos, sueños, fantasías e ideas acerca
de la sexualidad. Tenemos todo el derecho a ver las cosas diferentes, pero es importante respetar las opiniones,
sensaciones y emociones de mi pareja.

5. **El mundo no gira en torno a mí**
No todo lo que dice mi pareja tiene que ver conmigo o
me atañe a mí directamente. Si queremos llegar a acuerdos en materia sexual, necesitamos confiar en que no es
personal… sus fantasías no hablan de lo «bien» o «mal»
que está conmigo.

Una vez que ya estamos en esta nueva actitud, entonces sí, es momento de negociar... antes de esto —ahórrate el mal rato— mejor ni lo intentes.

Tip: Todas las parejas tienen conflictos.
Una buena solución es llegar a acuerdos,
para eso es importante
decidir qué va primero:
Satisfacer mis deseo ·
Satisfacer sus deseos ·
Trabajar ambos en algo que ·
nos satisfaga a los dos

Y ¡listo! Cuando estés en busca de cómo llegar a un acuerdo, ten en cuenta toda la situación:

- ¿Qué tan importante es para ti?
- ¿Qué tan importante es para tu pareja?
- En esta ocasión, ¿está bien ceder para mí?
- ¿Cómo podríamos encontrar algo intermedio entre lo que mi pareja quiere y lo que yo quiero y estoy dispuesta a hacer?

Sexo y embarazo

ES IMPORTANTE HABLAR DE LAS CREENCIAS, SOBRETODO DE aquellas que nos imponen una serie de limitaciones.

Las creencias son todo aquello que delimita nuestro mundo, todas aquellas ideas, sensaciones o percepciones que dan forma a lo que nos rodea. Tenemos creencias absolutamente acerca de todos, de cómo es el mundo, de cómo funciona la pareja, de cómo debería ser, de cómo es. Todo lo anterior son creencias: ideas predeterminadas acerca de algo o alguien. La sexualidad no escapa de esto.

> La sexualidad está llena de creencias
> que —muchas veces— se convierten en
> mitos, en tabús. Por cada etapa de la vida
> tenemos un «cómo debe funcionar».

Cuando estamos embarazadas hay una serie de creencias o de historias que nos han dicho y que por alguna razón creímos, aunque en realidad delimitan nuestra sexualidad en el momento del embarazo. Por ejemplo, uno de los grandes mitos que existen alrededor del sexo en el embarazo es que las relaciones sexuales están prohibidas o están mal porque le van a hacer daño al bebé; en resumidas cuentas, que no se debe tener relaciones sexuales durante el embarazo.

Si es un embarazo normal, fuera de peligro —sin mayores contraindicaciones— las relaciones sexuales, pueden realizarse sin ningún problema.

> El embarazo no es una enfermedad. No estás enferma cuando estás embarazada, sólo tendrás un bebé y pasarás por un estado diferente. No hay de qué aliviarse.

Durante el embarazo se van a ver cambios fisiológicos y, por lo tanto, también emocionales: de ninguna manera son un impedimento para tener una vida sexual placentera, gozosa y sin interrupciones, si así lo deciden tú y tu pareja.

Otra creencia que es muy común y viene de la mano de esta: «Si tenemos relaciones, vamos a conocer al bebé antes de tiempo». Se piensa que mi pareja hombre, al momento del coito, le va a picar un ojo al niño con el pene y eso en la vida real no es posible. Esa creencia tiene que ver con un desconocimiento de mi cuerpo y de no saber cómo funciona. Está el cuello de la matriz y de ahí jamás pasa el pene, el bebé está dentro de la matriz. Pero bueno, supongamos que por alguna extraña razón el pene pudiera pasar ese cuello uterino, todavía estaría la bolsa que protege al bebé y tampoco le permite tener una interacción con el padre antes de lo debido. Por ello no hay manera de que tu hijo o hija conozca a su papá antes del tiempo en el que lo necesite conocer. Mejor, relájate y disfruta.

Aunque hay personas que se ríen cuando les cuento esto, lo cierto es que resulta ser un miedo muy común. Me escriben muchas mujeres embarazadas u hombres que su mujer está embarazada y éste es uno de los comentarios más comunes, me dicen que no les gustaría picarle un ojo o que les da miedo lastimar a su bebé. Eso nunca va a pasar, sería mucha vanidad y, fisiológicamente hablando, no es posible.

Otra de las creencias es que la libido, el deseo sexual, se va al piso, que se pierde el deseo sexual. Si esto pudiera tener algo de verdad dependería de cada mujer, porque hay mujeres para quienes el deseo sexual se eleva y andan querendonas; todo el día quieren tener relaciones sexuales, a todas horas, en cualquier lugar y en todo momento porque todo el revoloteo hormonal del embarazo les eleva el deseo sexual al techo.

No obstante, hay mujeres a las que les ocurre justo lo contrario, por alguna razón el deseo sexual se les va al piso y esto —generalmente— tiene mucho que ver con lo que crean del embarazo: si no me siento atractiva, si siento que no soy sexi, si siento que cuando sea mamá ya no seré tan sexual porque las mamás no tienen una vida sexual activa; todo lo que crea influye. Así, todo lo que creemos —generalmente de manera inconsciente— lo pasamos al terreno de lo biológico y entonces se vuelve crónica de una muerte anunciada. Cabe aclarar que no está mal ni bien, simplemente sucede y en cualquiera de los dos casos se trata de aprender de lo que me está pasando y revisar qué creo de la maternidad. Podemos ser tan específicas como queramos, nos podemos ir por etapas del embarazo; se trata de preguntarnos qué creo acerca de la maternidad, cómo me veo como mamá, etcétera, porque todo eso se verá reflejado en el área de lo sexual.

SABER ESCOGER   75 |

Mito: Durante el embarazo, los orgasmos
le hacen daño al bebé. Realidad: Sólo
puede que tu hijo(a) salga más contento.

En general, es saludable tener relaciones sexuales durante el embarazo. Si le preguntas a un ginecólogo te lo podrá decir; sobre todo en el último trimestre se recomiendan las relaciones sexuales. ¿Por qué? Porque en tu cuerpo, al momento del orgasmo, hay contracciones y esas pequeñas contracciones le son favorables al bebé, le ayudan para irse colocando hacia el canal de parto.

Si tenemos sexo durante el embarazo al
bebé le llegará la oxitocina, dopamina
y demás sustancias placenteras. Es
como si le dieras un *shot* de felicidad.

Es lógico creer que todo lo que me pase a mí durante el embarazo, el bebé lo resentirá; pero no le impactará forzosamente como me impacta a mí.

Por eso, si ya eres mamá o estás planeando embarazarte, te invito a evaluar tu concepción de la sexualidad en el embarazo, tus juicios y creencias. Para que entiendas por qué, después del embarazo, a muchas mujeres les cambia su vida sexual. Esos cambios están estrictamente relacionados con tus creencias, vivencias y legados familiares acerca de la sexualidad.

....

TAREA: *Te invito a hacer un recorrido, un viaje, una introspección para buscar qué significa ser mamá para ti. Haz una lista en donde señales qué significa ser mamá. No lo pienses mucho, sólo deja que salgan palabras o frases cortas. Puedes elaborar dos listas: una cuando estés embarazada y otra cuando ya seas mamá. Es probable que sean muy distintas.*

Cuando les dejo este ejercicio a las pacientes que vienen conmigo, llegan con una lista en donde la sexualidad ¡no aparece por ningún lado! Tiene que ver con lo que están viviendo, es un reflejo. La primera lista representa, inconscientemente, cómo tengo que vivir mi sexualidad durante el embarazo y la segunda es cómo creo que debería ser después del embarazo.

Si yo creo que ser mamá es súper lindo, tierno, suave, amoroso, es dedicarme a mis hijos, es cambiar mi vida, en realidad no estoy mencionando nada de mi pareja ni de mi vida sexual.

A las mujeres se nos olvida que,
después de la maternidad, seguimos
teniendo y siendo una pareja.

En general, a la sexualidad no solemos incorporarla en nuestras listas, y eso remite a la poca importancia que le damos. No es lo mismo lo que creemos de la sexualidad cuando vamos a ser madres, que cuando somos madres primerizas o cuando ya vamos por el segundo, tercero o cuarto. Son etapas distintas y, por lo tanto, impactan de diferente forma.

....

TAREA: *Comienza a revisar, desde ahora, sin importar si tienes hijos o no, todo lo que crees que está bien o mal de la sexualidad.*

Por ejemplo, se sabe que las mujeres tienden a bajar el número de parejas sexuales que han tenido, mientras que los hombres las aumentan. Esto tiene todo que ver con nuestras creencias acerca de qué es ser mujer y cómo es ser una mujer «decente». De ahí que el número de parejas sexuales más expresado por mujeres sea tres y el de los hombres, diez.

Si alguien pregunta por qué tres, ellas dirán: «el primero, el que me enseñó y tú mi vida». Un chistecito que nos sirve para ejemplificar cómo nos mostramos.

Los estereotipos —creencias aceptadas y replicadas socialmente— aplican para hombres y mujeres. Imagínate a un hombre que te diga que lleva dos parejas sexuales antes de ti, probablemente hasta lo verías rarito o con cierta lástima; otras, tal vez, sólo pensarían que es malo en la cama o tiene algo mal porque no es concebible que sólo existan dos en su haber. En cambio, si fuera una mujer, no habría problema y nadie la cuestionaría. No es que uno esté mejor que otro sino que cada uno tiene sus pros y contras, y a ambos —en diferentes momentos y áreas— nos toca vivir la sexualidad desde un lugar muy limitado.

MEJORES POSICIONES PARA TENER SEXO DURANTE EL EMBARAZO

El embarazo sólo es un estado diferente al que regularmente tenemos. Existen ciertas precauciones que necesitamos tomar en cuenta cuando estamos embarazadas. En términos prácticos, se harán ciertas cosas que no comprometan la barriga como tal, por ejemplo, posiciones donde mi pareja no esté encima de mí porque pone en riesgo al bebé y además resulta incómodo para la mayoría de las embarazadas.

Las posiciones recomendadas son:

1. Esta posición es cómoda pues tú te puedes recargar en alguna superficie y tienes los pies en el piso, lo que te permite tener control de tu cuerpo y tu panza no corre ningún peligro.

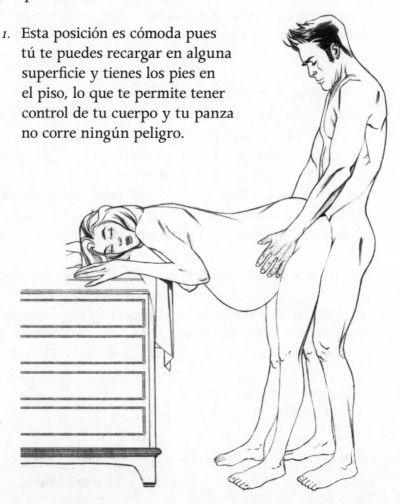

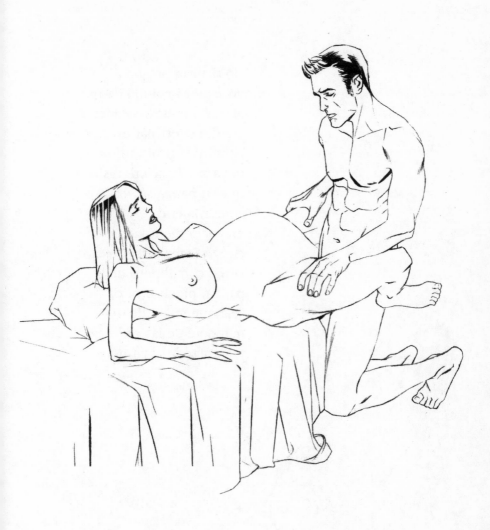

2. Si tu cama no es muy alta, es una posición muy factible. La idea es que tú te pongas en la orilla y tu pareja se pueda poner de rodillas enfrente de ti. Para una mayor comodidad: pon una almohada debajo de tu cintura y créeme: ¡la vas a amar!

3. No tienes por qué dejar de estar al mando de tu placer. En esta posición puedes controlar el ritmo y la profundidad de la penetración —sin que tu panza se vea comprometida—. Para mayor comodidad: si te cuesta trabajo seguir el ritmo con el peso de la panza, pídele a tu pareja que te ayude tomándote de las caderas y marcando el ritmo.

CONTRAINDICACIONES

La más importante es la que tu médico te indique.

Como toda embarazada, debes ir a chequeos para que tu médico lleve un control del embarazo y si él te recomienda que no hagas algo —aunque el libro diga que la sexóloga recomienda que se pueden tener relaciones sexuales durante los nueve meses— no me hagas caso y sí hazle caso a tu médico.

> La única contraindicación conocida —hay personas que disfrutan de esta práctica— es insuflar, soplar, dentro de la vagina. Como si inflaras un globo.

Soplar en la vagina puede hacer daño pues en los primeros tres o cuatro meses, corres el riesgo de provocar un aborto espontáneo. Evidentemente, tampoco puedes introducir cosas punzocortantes, algún tipo de objeto que pueda lastimar el cuello uterino y de preferencia, se recomienda que los juguetes sexuales, como los vibradores, los dejemos fuera del encuentro sexual. Durante los nueve meses, este tipo de prácticas mejor déjalas de lado, luego puedes volver a ellas.

Al igual que los juegos sadomasoquistas, si los vas a hacer deben de ser a un nivel suave y relajado donde la panza no reciba golpes o latigazos. Es necesario tomar precauciones para no poner en riesgo la integridad del bebé.

Si eres alguien a quien le gusta la adrenalina y el miedo te provoca placer, estos nueve meses déjalos a un lado porque el bebé podría recibir estos juegos como miedo no como excitación.

Esas son las únicas contraindicaciones, fuera de esos casos, se vale todo lo que quieras con precaución y siempre poniendo como lo más importante lo que tu médico señale, de eso dependerá tu estado de salud: no todas las mujeres viven de manera similar los embarazos.

Sexo después de tener hijos

¿QUÉ CAMBIA?

DESPUÉS DE TENER HIJOS, PARTICULARMENTE DESPUÉS DEL
primer hijo o hija; luego de convertirnos en mamá por primera vez, vemos muy marcadas muchas de las creencias de
las que hablamos.

Hay muchas mujeres que después de
convertirse en mamás ya no quieren
tener relaciones sexuales. Tienen la
idea de que una vez convertidas en
mamás, el sexo está prohibido. Algo
así como: «las mamás no cogen».

Existen diferentes frases como: «¿Con esa boquita besas a
tus hijos?», o «¿Con esta boca le hago sexo oral a mi marido? Eso no se puede, porque sólo se debe utilizar para besar a mis hijos». Este tipo de enlaces que hacemos a nivel
sexual empiezan a hacer muy limitada la sexualidad.

Hay muchas mujeres que después de
convertirse en mamás ya no quieren hacer
cosas que antes solían hacer con su pareja.
Por ejemplo: tener sexo oral, sexo anal,
posiciones aventureras o diferentes, fuera
de la ordinaria como la del misionero.

Si crees que las mamás son ese ente beatificado y puro que
sólo está para sus hijos, probablemente te vas a volver más
mamá que pareja. Y tu relación estará desequilibrada.

Cuando llega un nuevo bebé, se crea un eslabón llamado papá y mamá que antes no existía. Este eslabón se creó porque hubo una relación de pareja —no importa si fue un donador anónimo de semen—. Jerárquicamente, quiere decir que la pareja tiene un nivel arriba de los hijos, por la sencilla y simple razón de que llegó primero. Tiene que ver con un orden de vida: primero llegó la pareja y luego los hijos. No quiere decir que si mi hijo está enfermo y mi marido quiere ir al cine, deje enfermo al niño y le otorgo prioridad a mi esposo. Esto está relacionado con la manera en que conceptualizamos a la pareja y a los hijos; simplemente uno viene antes que otro, ese es su lugar.

De pronto, sobre todo en países
latinoamericanos, las mamás tienden
a ser abnegadas y sacrifican todo por
los hijos; ahí es cuando la pareja se
ve relegada y piensa que se le hace a
un lado porque llegaron los hijos.

Si lo vemos así, es entendible —además de común— que mi pareja se ponga celoso o celosa de nuestros hijos, porque todo nuestro tiempo, toda nuestra atención y vida se va en atender al nuevo integrante de la familia.

....

TAREA: *Pasa de preocuparte a ocuparte y voltea a ver a tu pareja. Si bien, la oxitocina hace de las suyas y nos tiene embobadas y enamoradas de nuestro nuevo bebé, es nuestra chamba de todos los días voltear a ver a nuestra pareja y darle el lugar que tiene. Empiecen por platicar acerca de cómo se sienten y dense un tiempo —una o dos horas a la semana— sólo para ustedes. Está prohibido platicar de los hijos en ese tiempo.*

Hay muchos cambios que se dan en el proceso de volverte mamá, tal vez tu cuerpo no ha regresado al que fue antes y te cuesta trabajo volver a ser la que eras, y eso te hace sentir poco atractiva, no te sientes lo suficientemente guapa o linda como antes y sientes que ya no le atraes a tu pareja; independientemente de si es verdad o no, tú sientes que ya no le atraes lo suficiente, porque también —muchas veces— toda su atención está hacia este nuevo integrante de la familia y nos cuesta mucho trabajo retomar nuestra vida en pareja. Para que veas, esto no es exclusivo de mujeres, también les pasa a los hombres; ellos también se enajenan con la llegada del nuevo bebé. Así que respira profundo y ten paciencia, tomará su tiempo retomar la vida en pareja.

Los niños, sobre todo, cuando son pequeños necesitan rutinas. Todo aquel que tiene hijos sabe que los hijos necesitan hábitos, hay que acostarlos, bañarlos, darles de comer y tu vida tal como la conocías se vuelve más complicada que antes. Sin embargo, en mi experiencia clínica, no he encontrado a un papá, a una mamá, que no crea que todo eso vale el esfuerzo. Las cosas se ponen y se pondrán más difíciles cada vez, por eso debemos hacer un espacio para recuperar nuestra relación de pareja y, en el ideal de los casos, ser un equipo y apoyarse mutuamente en este nuevo rol que acaban de adquirir.

¿Qué debemos hacer para retomar nuestra vida sexual?, ¿para recuperar a nuestra pareja?:

- Observar qué me pasa, ¿cómo me siento?
- Preguntarme: ¿qué creo?, ¿qué siento?, ¿qué percibo?
- ¿Qué cambió?
- ¿Qué sí y que no está funcionando en mi relación? Cuando digo que sí está funcionando, me refiero a buscar para qué me sirve eso, qué beneficios estoy obteniendo.
- Platicarlo en pareja y pedir apoyo en caso de ser necesario. Se vale buscar ayuda si sienten que entre ustedes no están encontrando lo que pasa.

Por ejemplo, llegó una mujer a mi consultorio que tiene dos hijos: uno de dos y otro de cuatro años. Dice que su deseo sexual está en el piso y que no sabe qué rumbo va a tomar su relación de pareja. Empecé a preguntarle qué estaba pasando, qué era diferente, y le pedí que en un acto de sinceridad primero con ella y luego conmigo, reflexionara para qué le podía estar sirviendo esa actitud ante la sexualidad. Qué beneficios podría estar obteniendo.

A la siguiente sesión, me dijo: «Estoy enojada con mi marido. Siento que después de que tuvimos a nuestros hijos, sobre todo después del segundo, mi cuerpo ya no volvió a ser el mismo. Y él hizo un comentario relacionado con mi cuerpo». Ella lo sintió muy agresivo y violento, luego él se disculpó con ella porque estaban enojados y porque era algo que en realidad no quería decir pero ya había causado impacto en ella. La mujer decía que, siendo muy honesta, al no tener relaciones, una parte de ella sentía que castigaba a su marido. Es un ejemplo de cómo, en este caso, a ella le servía para algo ese «bajo deseo sexual».

En este caso, trabajamos el rechazo y la pareja pudo tener una mejor comunicación. En realidad, él estaba enojado por el abandono de parte de ella y esa situación les traía conflicto. Poco a poco ha ido aumentando su deseo sexual y ahora su relación está volviendo a la normalidad.

Tip: Es muy importante ser honestas con nosotras y empezar a ver esos síntomas que tenemos, cualquiera que sea, como un aliado. Lo importante es aprender a ver el otro lado de la moneda: lo que sí me está dando, para qué sí me estará sirviendo.

TRABAJO EN EQUIPO
(ESTRATEGIA Y PLANEACIÓN)

Si estás en pareja, el trabajo en equipo significa que ambos quieren que su vida sexual sea como antes o —incluso— mejor.

Tengo pacientes que ya no quieren tener relaciones sexuales porque, al final del día, después de hacer las labores de la casa, preparar la comida, ir por los niños a la escuela, ver que hagan la tarea, que se bañen y se duerman a una hora correcta, ya lo único que quieren es dormir y no saber nada del marido. Y aquí la pregunta es ¿qué necesitas para disminuir el cansancio y poder dedicarle tiempo a tu vida sexual? Aquí se abre un abanico de opciones:

- Contratar a alguien para que me ayude con el trabajo del hogar.
- Que mi marido me acompañe cuando estoy lavando los trastes.
- Que él lave los trastes, mientras duermo a los niños.
- Que me ayude a dormir a los niños y no los inquiete con juegos cuando él llega a casa.
- Ayudar en los gastos del hogar —retomar mi vida profesional— para que la trabajadora del hogar venga más veces a la casa y me libere de esas ocupaciones.

Estos cambios pueden parecer pequeños, pero no lo son.

> Si estamos en pareja, en el ideal de
> los casos, debemos formar un equipo
> y en ese equipo hay que saber qué
> necesitas tú, qué necesito yo, y cómo
> podemos hacer para sentirnos conectados,
> sentirnos cerca y así tener la vida que
> nos gustaría tener y nos merecemos.

Otra opción es cambiar los roles. Recordemos que están estereotipados y que tienen que ver con el tipo de mamá que quisiera ser y qué pareja me gustaría tener. Estos roles —muchas veces— son los que nos han impuesto; lo que tendría que funcionar como si se tratara de una fórmula para todo.

Cuando hablamos de familia, hablamos de empezar a buscar qué necesitamos tú y yo para así también estar en pareja, para reconectarnos más allá de ser padres de familia.

> Hay parejas que hacen un trabajo
> perfecto en equipo como papás, pero ya
> no saben quiénes son como pareja. Si
> los pones a hablar de otra cosa que no
> sean sus hijos, no saben de qué platicar.
> Son el tipo de pareja que se olvidan
> de ellos para convertirse en papás.

Todas estas estrategias tienen que ver con buscar, recordar y retomar eso que nos unió; quiénes éramos cuando nos enamoramos, qué nos gustaba, cómo compartíamos nuestros sueños y nuestro tiempo. Dedicarnos un tiempo en pareja, sólo para nosotros, nos ayudará a sentirnos día a día más conectados y poco a poco iremos recuperando y reconstruyendo nuestra relación de pareja.

....

TAREA: *Plantéale a tu compañero: «hagamos algo en pareja». Busquen un hobby juntos, algo que les entusiasme aprender a ambos. Esto les servirá para reconectarse y descubrir algo nuevo en pareja, divertirse y pasar tiempo de calidad juntos.*

Los planes y estrategias tienen que ver con qué hacer para darse tiempo como pareja. Hay que buscar ese espacio, porque la mayoría de las veces, no se da solito.

Un mito muy común es que la sexualidad debe ser espontánea, porque si no lo es no funciona. La realidad es que muchas parejas funcionan muy bien planeando sus encuentros. Se ponen de acuerdo para que los viernes tengan ese tiempo para ellos y ya está agendado. Pruébalo, en una de esas eres de las que funcionan bien con agenda.

PAREJA ORDINARIA
VS. PAREJA EXTRAORDINARIA

Algo que me preguntan mucho es cómo ser una pareja extraordinaria y mi contestación es siempre la misma: «haciendo cosas extraordinarias».

¿Cómo queremos una pareja extraordinaria sin hacer nada fuera de lo ordinario y que no nos quite tiempo? Eso no es posible. Al menos en mi experiencia, las parejas extraordinarias hacen mucho el uno por el otro.

Pensémoslo de esta manera: yo tengo un trabajo y le dedico ocho horas de mi día. Hay quienes damos más de esas ocho horas y hasta nos llevamos trabajo a casa porque deseamos obtener tal o cual ascenso en nuestra profesión. Eso va en función de nuestras ganas y de nuestro trabajo. Si quiero un cuerpo extraordinario, necesito cuidar mi alimentación, hacer ejercicio. Si tengo un buen trabajo quiere decir que me esfuerzo en ser eficiente y conservar lo que he logrado. Si quiero una pareja extraordinaria, debo pensar en qué hacen las parejas extraordinarias: no todo el mundo le da el valor, el tiempo, la entrega necesaria a la pareja. Entonces, no puedes pedir tener una pareja extraordinaria, cuando tú no eres así.

> **Tip:** Si quiero resultados distintos en mi relación de pareja, necesito hacer cambios, atreverme a hacer cosas distintas a las que vengo haciendo y que no han dado el resultado que quiero. Bien lo decía Einstein: «Hacer lo mismo, esperando un resultado diferente es la definición de locura».

Tener una pareja extraordinaria implica ser algo así como un atleta de alto rendimiento. Tendré que hacer una serie de cosas distintas para obtener un buen resultado: ejercicio, una dieta, dormir ocho horas diarias, tomar mucha agua. Si yo quiero una pareja extraordinaria necesito darle:

- Tiempo.
- Amor.
- Atención.
- Preguntarme: ¿qué necesita mi pareja?, ¿qué necesito yo?
- ¿Qué necesita de mí?, ¿qué puedo darle?
- Preocuparme por quién está al lado de mí y ver si estamos en el mismo canal.

Algo que he visto y que nos hace daño
es que creemos que estar en pareja
<u>sólo</u> es dejarse fluir, lo demás se da
en automático. Pensamos que si nos
queremos, todo debería ser más fácil y no
deberíamos de esforzarnos por nada. En
mi experiencia como terapeuta de pareja,
esto está un tanto lejos de la realidad.

No se trata de sufrir mi relación de pareja, pero sí de entender que no importa cuánto lo ame y me ame yo, van a existir problemas y fallas en la comunicación. De pronto, le damos mucho peso a la espontaneidad y poco valor a la vulnerabilidad y el trabajo diario en pareja. Ojo: Ni la varita de Harry Potter nos ayudará a solucionar mágicamente ese problema que no enfrentamos.

Disney nos vendió el *vivieron felices para siempre*... «y comieron perdices» como dirían los españoles. Pero esto, tristemente no es verdad. Lo cual, no significa que no podamos tener una relación de pareja increíble; un buen primer paso es aceptar y notar que mi pareja no tiene por qué leerme el pensamiento, ya que —la mayoría de nosotras— no tenemos un mago o un adivino como pareja.

En el mejor de los casos —para mí—,
tengo una pareja que amo y me ama, y
juntos creamos una relación donde
—constantemente— estamos aprendiendo
a entendernos el uno al otro, y a
caminar hacia el mismo rumbo.

Si queremos resultados sostenidos en nuestra relación en pareja, será importante hacernos cargo de nuestro pensamiento mágico: «todo se va a arreglar por arte de magia o generación espontánea», debemos ver qué necesitamos hacer para conseguir una solución que nos funcione a ambos.

Poner a mi pareja como una de mis prioridades, es algo que todas podemos aprender. Hacernos cargo de nosotras —de lo que sentimos, creemos, percibimos y escuchamos— es un músculo, hay que ejercitarlo y mientras más lo ejercitas más fuerte se pone y más sencillo se vuelve.

¿El problema? Nos cuesta trabajo dar ese primer paso, hacernos cargo de nuestra relación de pareja, de ese 50% que nos toca a nosotras y dejarle a nuestra pareja su 50% correspondiente. Que una relación funcione depende de dos y que no funcione ¡también! Somos tan responsables de los éxitos de nuestra relación, como de sus fracasos.

Sexo y climaterio

¿QUÉ ES EL CLIMATERIO?

EL CLIMATERIO ES UNA ETAPA QUE PUEDE INICIAR CERCA DE los 35 años y culminar alrededor de los 65 años. La palabra climaterio viene del griego *climacter,* que significa escalón. Es una etapa, del desarrollo sexual en las mujeres, que marca la transición entre la edad adulta y la vejez.

A lo largo del climaterio, aparecerá el último sangrado menstrual al cual, médicamente, se le llama «menopausia». Este evento marca el cambio de un estado reproductivo a un estado no reproductivo.

En las mujeres ocurre alrededor de los 50 años, hay a quienes les llega antes y es lo que se conoce como menopausia temprana; tiene lugar alrededor de los 40 y los 45 años. En algunas mujeres se presenta de forma tardía alrededor de los 60 años.

¿QUÉ CAMBIOS TRAE?

A nivel fisiológico los cambios que se presentan son:

- Ausencia de menstruación.
- Adelgazamiento de las paredes vaginales, que puede causar cierto dolor al momento de la penetración. Esto se le conoce como dispareunia.
- Resequedad vaginal.
- Bajo nivel hormonal.
- Puede bajar el interés en las relaciones sexuales.
- Es posible que la piel pierda colágeno y elastina.
- Las uñas se adelgazan.

En la mayoría de las mujeres, la llegada de la menopausia marca el inicio de la vejez.

De pronto se nos sale de las manos o no alcanzamos a entender este cambio en nuestro cuerpo, sufrimos estas alteraciones porque sabemos que son irreversibles. Sin embargo, algunos de estos síntomas los podemos aminorar con una plena salud emocional.

La medicina tradicional no suele darle importancia a lo emocional, se remite sólo a lo físico y no le da peso a las emociones. Para los médicos convencionales si tengo tristeza, enojo, angustia, ansiedad, todo eso es estrés. No obstante, otros tipos de medicinas alternativas han visto que somos cuerpo y emoción, y cuando no estamos bien emocionalmente podemos tener un desequilibrio físico.

Estamos conectados en una interacción
entre cuerpo, mente y emoción.

Al momento de saber que ya no voy a menstruar, muchas mujeres se quedan en shock porque se creen viejas; incluso hay mujeres que cambian su forma de vestir: usan colores oscuros, faldas largas, se dejan las canas. O, a la inversa, hay mujeres que reniegan de su edad, se comportan como jovencitas, se visten de forma exuberante, intentan hablar de una forma que no va con ellas; en realidad, en ninguno de los dos casos se está enfrentando la nueva etapa que se está viviendo. Tendemos a irnos a los extremos: o soy la más viejita y mi vida ya no tiene sentido porque ya se acercará el principio del fin, o es que no me siento vieja, soy una pollita y les voy a demostrar a todos que todavía me veo jovencita y de mundo.

Lo ideal sería —como siempre— un
punto intermedio, aceptar la realidad,
vivir los duelos, disfrutar los años vividos
y los que vienen. Abrazar los cambios.

Yo trabajo con adolescentes y cuando les digo que imaginnen a sus abuelos teniendo sexo, siempre me dicen: «Qué asco».

Tenemos la concepción social de que la gente adulta no tiene derecho a una vida sexual activa.

Hay mujeres que, a cierta edad, se despiden de su sexualidad: «Fue un gusto haber sido una mujer sexual, pero adiós». También hay mujeres que toman un segundo aire sexual y deciden experimentar otras cosas que no hicieron en su juventud. En este último tipo de mujeres puede haber un despertar sexual porque ya tienen experiencia en lo que quieren y en cómo lo quieren.

Yo empecé dando talleres de juguetes sexuales, en algo que se llamaba *tuppersex*. Las reuniones que más me gustaban eran con mujeres de 50 y 60 años porque estaban muy ávidas de saber, venían de una época represiva y estaban muy dispuestas a disfrutar de una manera diferente.

Tip: Atrévete a redescubrir tu sexualidad. Estás en una etapa de la vida donde puedes tener lo mejor de ambos mundos: la experiencia de vida y la soltura emocional que te dan los años.

Por ello puede ser la mejor etapa o la peor etapa de tu vida sexual, eso lo decidirás tú.

VENTAJAS Y DESVENTAJAS

Ventajas

1. No hay riesgo de embarazo.
2. Estabilidad económica. Ya no te preocupa tanto como cuando tenías 20 o 30 años, que es cuando estás empezando a construir un patrimonio.
3. Nuevas oportunidades. Puedes abrir la puerta y tomar este despertar sexual, poner en una balanza lo que has hecho y lo que te gustaría vivir.

4. La vida toma una perspectiva distinta a esta edad.
5. Si estás en una relación de pareja, la cosa es distinta. Han pasado por tanto, que muchas cosas que antes importaban hoy pierden relevancia.
6. Si tienes hijos, probablemente ya sean lo suficientemente mayores para que no tengas que estar detrás de ellos y puedas dedicarte todo el tiempo a lo que necesites.

Desventajas

1. Tu cuerpo cambia, los pechos ya no están donde deberían de estar, las carnes caen por la gravedad y ya no estás tan firme como cuando tenías 20 o 30 años. Aunque hay mujeres de 50 años que tienen unos cuerpos que cualquier chavita de 20 envidaría, pero en general, si nos vamos al *grosso* de la población, no es así.
2. Las paredes vaginales se adelgazan y eso podría provocar un cierto dolor al momento de tener relaciones sexuales. Es importante destacar que eso se soluciona con el uso de un lubricante, no hay resequedad vaginal que un lubricante, de preferencia a base de agua, no solucione.
3. Puede que sientas cierta flacidez vaginal porque el tono muscular de la vagina se puede ir perdiendo con la edad, varía de mujer a mujer. No es nada que unas bolitas chinas no solucionen, hay manera de ejercitar los músculos vaginales y volver a estar tonificada sin importar la edad.

Lo más importante es tomar con tranquilidad los cambios de la vida y eso incluye los cambios físicos. Abraza cada etapa de la vida, no hay una mejor que otra, cada una tiene su encanto.

Si a los 15 años no tenías idea de lo que era un orgasmo y lo descubriste hasta los 30 está bien, es una etapa distinta. Te reconvertiste en mamá, tuviste hijos pequeños y ahora, a los 50 años ya tus hijos son adolescentes y tienes una vida distinta, y a los 80 será algo totalmente diferente. No es ni mejor ni peor, sólo son distintos.

> Con la vejez, la sexualidad no tendría
> por qué verse limitada. Nada está escrito.
> Esto no se acaba hasta que se acaba.

Si a los 80 años todavía tienes pareja y puedes tener relaciones con él, adelante. Si eres viuda y no quieres animarte a estar en otra relación, puedes masturbarte y seguir disfrutando de tu sexualidad. Los juguetes sexuales son bienvenidos a cualquier edad.

Se trata de aceptar los beneficios que cada etapa de la vida nos ofrece y abrazar su utilidad.

CAPÍTULO 3

Mitos y verdades respecto a...

En todo encuentro erótico hay un personaje invisible y siempre activo: la imaginación.

OCTAVIO PAZ

El sexo es una de las nueve razones para la reencarnación. Las otras ocho no son importantes.

HENRY MILLER

El sexo forma parte de la naturaleza, y yo me llevo de maravilla con la naturaleza.

MARILYN MONROE

La masturbación

EL MÁS GRANDE MITO CON RESPECTO A ESTE TEMA ES que las mujeres no se masturban. Existe esta idea de que las mujeres somos más románticas y suaves, y sólo hacemos el amor pero no cogemos.

Con esta definición de que sólo cuando me enamoro me entrego, parece que no existe otra posibilidad para tener sexo. Lo cual no es verdad, ya que las mujeres tenemos la misma capacidad que un hombre; igual que ellos, podemos tener encuentros sexuales por el puro gusto de disfrutar sin —forzosamente— entregar el corazoncito. Al igual que los hombres, pueden terminar perdidamente enamorados de alguien después de un encuentro sexual. La realidad es que no somos tan diferentes, como nos han hecho creer.

Entre los mitos alrededor de la masturbación están:

- Las mujeres no lo hacen.
- No sienten placer por tocarse ellas mismas.
- Necesitan que otro las haga sentir.
- Las mujeres no necesitan masturbarse.
- La masturbación es un premio de consolación.

¿Qué hay que hacer? Hacernos responsables de nuestra sexualidad, entrar en contacto con nuestras necesidades.

Se requiere:

- Autoexploración.
- Encontrar cómo y qué me gusta.
- En qué momento me gusta.
- Si tengo hijas, tratar de darles una educación sexual diferente. Hablar con naturalidad del tema.
- Aceptar que la masturbación en las mujeres es algo común y natural, no algo sucio, feo ni pecaminoso, como —a muchas— nos han dicho.
- Hacerme responsable de mi placer, no dejar en manos de alguien más la responsabilidad de hacerme vibrar. Es mi chamba pedir lo que necesito.

Necesitamos modificar muchas de las creencias limitantes que tenemos. Un primer paso es dar un salto más para allá y preguntarnos:

- ¿Para mí está bien masturbarme?
- ¿Se me antoja?
- ¿Cómo puedo aprender a sentir placer con mi sexualidad desde lo que yo quiero y no desde lo que me han dicho que está mal?
- ¿Qué siento cuándo me masturbo?
- ¿Alguna vez lo he intentado?

He tenido pacientes que me confiesan que se masturban, pero jamás se lo dirían a su pareja ni a sus amigas. No es algo que salga en una charla de café: «¿Cuándo fue la última vez que te masturbaste?». No lo expresamos porque tenemos la sensación de que está mal, incluso hay mujeres que piensan que en realidad no debe hacerse.

Los hombres y las mujeres hablamos de sexo con nuestras amigas o amigos, lo que nos diferencia es que lo hacemos de manera distinta. Mientras que los hombres —en general— hablan, alardean y se echan porras para enaltecer su hombría; las mujeres, en cambio, abordan el tema de la sexualidad entre amigas cuando existe mucha confianza e incluso, pueden preguntar o pedir consejos para ver si están haciendo lo correcto.

La mayoría de los hombres tienden a ser escuetos —sin mucho detalle— al momento de platicar sus hazañas, aunque sí pueden llegar a ser exagerados en cuanto a la experiencia. En cambio, las mujeres —en general— no andamos presumiendo que en la fiesta de anoche tuvimos relaciones con varios hombres... ¡y menos que fueron todos al mismo tiempo!

> Si una mujer se acuesta con más de uno,
> es una «zorra». Si un hombre se acuesta
> con más de una, es un «don Juan». Por lo
> tanto, es común que las mujeres no seamos
> tan honestas cuando se trata de platicar
> acerca de nuestra experiencia sexual.

Aunque no me gusta establecer generalidades, en el caso de los hombres, cuando hablan están más relacionados con el hacer: ¿qué hago?, ¿qué tengo y/o necesito hacer? Las mujeres, por nuestra parte, tendemos a hablar más, con el ser: ¿qué siento?, ¿cómo me siento?, ¿qué me pasa? Esas son las grandes diferencias y son más asimiladas que biológicas.

Los hombres, en general, se sienten
más libres para expresar si se
masturban o no. En las mujeres no
es común que se aborde ese tema.

¿Qué pasaría si una mujer hablara abiertamente de la masturbación? Seguramente le dirían o pensarían de ella: «Ay, es una cochina», «¡qué desinhibida!». En realidad, no es que esté bien o que esté mal, lo cierto es que no estamos acostumbrados a escuchar a una mujer hablando de sus experiencias masturbatorias.

Las mujeres contamos con una serie de privilegios que no tienen los hombres, y viceversa. No obstante, necesitamos aprender a vivir con lo que tenemos, usando nuestras herramientas a favor y siendo auténticos con nuestras necesidades.

CONOCE TU CUERPO

Resulta esencial que las mujeres conozcamos nuestro cuerpo, exploremos esa zona y no la miremos como algo ajeno. Hay varias imprecisiones que tenemos a la hora de referirnos a nuestro cuerpo. Nos hace falta más información.

Por ejemplo, muchas veces llamamos vagina a lo que en realidad es nuestra vulva. La vagina es interna, no la alcanzamos a ver, lo único que podemos ver es el introito vaginal.

¿Cuáles son los órganos del aparato sexual femenino?

Se les distingue entre órganos sexuales externos y órganos sexuales internos. A los órganos sexuales externos, en conjunto, se le conoce como vulva, y la integran:

- El monte de Venus.
- Los labios mayores.
- Los labios menores.
- El clítoris.
- El orificio o introito vaginal.
- El meato urinario.

Los órganos sexuales internos son:

- Dos ovarios.
- Dos tubas uterinas o trompas de Falopio.
- El útero.
- La vagina.

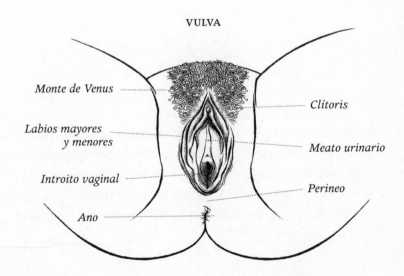

VULVA

Monte de Venus

Clítoris

Labios mayores
y menores

Meato urinario

Introito vaginal

Perineo

Ano

....

TAREA: *¿Cómo le voy a pedir a mi pareja que haga cosas que me gustan en el momento de tener sexo si no conozco dónde están esas zonas que me hacen sentir bien? Observa tu vulva en un espejo. Puedes utilizar un espejo mediano —incluso esos con aumento— para observar tus genitales. Ubica tu clítoris y nota qué sucede cuando lo tocas, qué cambia. Observa los cambios que se van dando conforme te vas estimulando. Prueba tocar diferentes zonas y observa las diferencias.*

Este ejercicio de observación, lo dejamos la gran mayoría de los sexólogos y las sexólogas porque es impresionante la cantidad de mujeres que nunca han visto su vulva, que no tienen ni idea de cómo funciona ni dónde está el clítoris.

Cada mujer tiene una vulva distinta: hay quienes tienen la piel más rosita, otras más oscurita, otras la tienen más morena. Lo importante es aprender a apreciar tu propia belleza, porque cada vulva tiene su encanto y sus particularidades. Aprender a quererla será favorable para tu autoestima.

¿PARA QUÉ ME SIRVE?

Masturbarnos sirve para muchas cosas. La primera y la más importante tiene que ver con conocerme, saber qué me gusta, notar cuáles son esos puntos de placer que me vuelven loca; notar si soy de las mujeres que les gusta que les toquen el clítoris directamente o quizá siento placer si lo tocan indirectamente.

No a todas las mujeres nos gusta que nos toquen de la misma manera. Todo el mundo dice que hay que tocar el clítoris, como si fuera una especie de timbre mágico, pero hay a quienes no les agrada.

El clítoris es la parte más sensible de la vulva. Tiene alrededor de 8000 terminales nerviosas.

> **Tip:** Para poder tener una relación sexual placentera, te sugiero algunos pasos:
> Autoconocimiento: mastúrbate; aprende a conocerte ·
> Guía a tu pareja. No tiene que adivinar qué te gusta ·
> y cómo te gusta, llévalo de la manita
> Hazte cargo. Tu placer es tu responsabilidad ·

Muchas mujeres cuando llegan a consulta conmigo, sienten que si no tienen pareja no tienen sexualidad o que su sexualidad está parada o muerta, y no tendría que ser así. No porque no tenga pareja mi sexualidad muere o se acaba, sólo cambia. La sexualidad también tiene que ver con ese acto egoísta de preocuparme sólo por mí y por nadie más.

Algunas mujeres, cuando están en pareja, me dicen cosas como: «Me masturbo porque mi pareja tiene la libido muy baja y nuestra frecuencia sexual no me es suficiente y pues ya qué me queda, sólo masturbarme» o «No alcanzo el orgasmo cuando estoy con él —o con ella— y pues, para poder terminar, me tengo que masturbar».

La masturbación no es un premio de
consolación, una cosa es un encuentro
sexual con un alguien y otra tener un
encuentro sexual conmigo misma. Son
necesidades y sensaciones distintas.

Existe también el mito de que si te masturbas mucho, cuando
tengas una pareja estarás tan acostumbrada a la masturbación que será difícil alcanzar el orgasmo... nada más alejado
de la realidad.

La masturbación también nos puede ayudar a relajarnos.
Hay un dicho mexicano que dice: «No hay insomnio que
aguante tres chaquetas». Generalmente, después de un orgasmo, nos relajamos y sí, también nos cansamos.

En algunos pueblos se acostumbra masturbar a los be-
bés para que se duerman, sobre todo en zonas rurales. Llegan a decir: «No, doctora, el niño está inquieto, le jalo su
chilito y se duerme». Y cómo no le va a pasar eso. Los niños también son seres sexuales y pueden tener orgasmos.
Sólo que —a diferencia nuestra— no tienen capacidad de
abstracción —tienen pensamiento concreto— y por lo tanto son 100% sensaciones; lo viven diferente a nosotros.

Sé que tal vez voy a desbaratar la vida de más de un
papá y una mamá cuando lean esto. Hay un juego que se
llama caballito. Se juega con las niñas, les abren las piernas
y las sientan en la rodilla a hacerles tutum-tutum-tutum y
lo que estás haciendo es masturbar a tu hija.

La mayoría de los padres y madres
les enseñan a sus hijos a ir al baño, a
bañarse, a vestirse. Lo idóneo sería

que, desde chiquitos, se les pudiera
enseñar qué pasa con la masturbación.

¿Cómo hacemos esto? Enseñándoles a los niños la diferencia entre público y privado. Así como bañarse e ir al baño es una práctica privada, tocarse también lo es. Se vale decirles algo así: «Si tienes ganas de tocarte, está bien. Acuérdate que es una práctica privada. Te puedes ir a tu cuarto, lávate las manitas, tócate todo lo que quieras y cuando termines o te aburras, listo, vuelve a salir de tu cuarto». Claro, si le estás enseñando estas diferencias entre público y privado, respeta su privacidad y toca la puerta de su cuarto antes de entrar.

TÉCNICAS BÁSICAS

Todo sirve

Si eres de las que le da vergüenza tocarse directamente, no te preocupes, las mujeres funcionamos por frotamiento. Cualquier superficie que cause fricción entre nuestras piernas funciona:

- Almohada. Puede ser con alguna esquina de la almohada o con la parte que quieras. Colócala entre tus piernas y cabálgala. Acomódala de forma tal que puedas sentir cómo está estimulando tu clítoris.
- Esquinas. Cualquiera sirve para este propósito... la de la cama, la del sillón, la de la mesa... misma

dinámica, ponte a horcajadas sobre la esquina escogida y comienza el movimiento; que sea más intenso según vayas necesitándolo.

¿Me vas cachando la idea? Cualquier cosa puede ser de utilidad.

Contacto suave y directo

Aquí entran en acción tu dedo índice y medio... toca directamente tu clítoris, empieza suavemente. Puedes utilizar movimientos laterales, variando la presión y la velocidad hasta encontrar la que te acomode.

Es probable que empieces a notar cómo tu vagina comienza a lubricarse, puedes utilizar esto para frotar tu clítoris con un poco más de fuerza, hasta que sientas que ¡ya llegaste!

Alargando el placer

Trata de imaginar que tu clítoris es como un caramelo, tómalo entre tu pulgar y el índice; varía la presión y la velocidad.

Cuando te sientas cerca de llegar al orgasmo ¡para! Respira profundo, deja que tu ritmo cardiaco y tu respiración se empiecen a normalizar y ¡vuelve a empezar! Así, varias veces, hasta que no puedas más y necesites terminar.

Es probable que al principio te cueste trabajo identificar el punto antes del orgasmo, en el que todavía puedes parar, pero no te preocupes, lo divertido de esto es que la práctica te hará una maestra.

Palmas abajo

De pronto, nos enfocamos tanto en utilizar los dedos que se nos olvida que toda la mano también funciona. Pon tu mano extendida, con la palma hacia abajo, sobre tu vulva. Empuja hacia abajo y hacia arriba con delicadeza, cada vez con más intensidad. Continúa con el ritmo hasta que sientas calientito; cerca del final, ¡sólo necesitarás soltar, empujar y dejarte ir!

Movimientos oscilatorios

Los movimientos circulares tienden a ser los preferidos de las mujeres, escoge el dedo con el que te sientas más cómoda y comienza con las caricias en forma circular alrededor de tu clítoris. Aumenta la velocidad conforme lo vayas necesitando.

Este movimiento es el más eficaz cuando se trata de llegar rápido al orgasmo. Si no tienes mucho tiempo, éste es un buen movimiento.

Muslos en acción

Aquí no importa cómo elijas tocarte, lo diferente está en qué hacer con las demás partes de tu cuerpo. Mientras te estimulas, contrae tus muslos, esto ayudará a que tu pelvis se levante y te recuerde el ritmo que llevas al momento de un encuentro sexual.

Deja que tu pelvis haga el trabajo, sube y baja hasta que no puedas más.

Aliadas del placer:
tina, alberca o regadera

El agua es un excelente aliado, la sensación de estar sumergida o dejar que recorra tu cuerpo —a la gran mayoría de nosotras— nos relaja y nos pone en un estado adecuado para pasárnosla bien con nosotras mismas.

Si además dejas que el chorro de agua vaya directamente sobre tu vulva, no tendrás que hacer nada, ¡el agua solita hará el trabajo por ti!

¡A jugar!

Si nunca has ido a una *sex shop*, no sabes de lo que te estás perdiendo. Es una juguetería ¡para adultos! Puedes encontrar desde inocentes lubricantes hasta modernos vibradores y disfraces.

Date chance de darte una vuelta, es más ¡llévate a tus amigas y/o a tu pareja! Ve las opciones y compra algo que llame tu atención para jugar contigo misma, de principio nada muy grande —es importante ir de menos a más—. Si vas a comprar un vibrador, compra uno pequeñito y ve probando las sensaciones, texturas, intensidades y ritmos hasta que encuentres el que más te acomode.

Pero mucho ojo, se vale ser egoísta con tus juguetes, no se prestan y se lavan antes y después de usarse con un limpiador especial o *toy cleaner* para juguetes sexuales.

¿No tienes dinero? ¡No importa!

Siempre hay algo en casa que puedas utilizar. Ese masajeador que compraste para la espalda, el plumero que está nuevo o la crema chantilly que tienes en el refrigerador a punto de llegar a su fecha de caducidad. Usa tu imaginación, hay miles de cosas que puedes utilizar para pasártela bomba contigo misma... lo único que tienes que hacer es ponerte creativa; eso sí, sin perder de vista tu seguridad.

El orgasmo

¿QUÉ ES?

EL ORGASMO ES ESO DE LO QUE TODO MUNDO HABLA, PERO muchas no tenemos la más remota idea de cómo alcanzarlo.

Si eres de mi equipo y en algún momento has pensado que el orgasmo es un mito. No te preocupes, yo estaba igual que tú hace algunos ayeres. Así que empecemos por el principio.

En palabras técnicas, el orgasmo son las contracciones mioclónicas en intervalos de punto cero ocho segundos aunados a una sensación subjetiva de placer. Lo que esto quiere decir es que tiene una parte fisiológica y una parte emocional, que dicho sea de paso, es justo esta última la que más nos atañe.

La parte fisiológica es cuando la vagina se contrae una y otra vez, se produce el llamado temblor sexual —esos momentos en los que no puedes dejar de temblar—, puede haber una mayor lubricación e, incluso, una eyaculación femenina. También se nos acelera el corazón, nos ponemos rojas, a eso se le llama rubor sexual y puede ir desde la cara hasta el ombligo. Es en estos momentos donde muchas se acalambran o se les entume alguna parte del cuerpo, como las piernas. Durante el orgasmo, podemos toser, gritar, llorar, reír, estornudar o incluso perder el control de esfínteres, como parte de la respuesta fisiológica de nuestro cuerpo.

> El cuerpo va acumulando tensión,
> tensión y tensión, hasta que lo único
> que puede hacer es liberarla. Eso es un
> orgasmo, fisiológicamente hablando.

Cuando se presenta esa liberación física, generalmente viene acompañada de una liberación emocional, que se vive como una sensación de bienestar, de paz. Nos podemos sentir una con el universo, es como: «Ya pude relajarme, me rindo y todo va a estar bien». Emocionalmente así se percibe.

Hace algunos años hicieron un estudio acerca de la percepción del orgasmo en hombres y mujeres, la idea era conocer qué tan diferente lo vivimos. Se les pidió —tanto a los hombres como a las mujeres— que describieran un orgasmo. Después, se borró todo aquello para que no pudiera dar indicio de quién estaba hablando. Por ejemplo, cambiaron vulva y pene por genitales, para que no se pudiera saber si era un hombre o una mujer quien escribía el relato. Lo interesante del estudio es que los resultados fueron virtualmente los mismos.

La gente describía el orgasmo como algo que inicia focalizado en los genitales, como un calorcito que inicia allí y que, como si fuera una onda expansiva de calor, va abarcando más partes de su cuerpo hasta terminar en una especie de explosión y paz. Una sensación de descarga física y emocional.

Como vemos, hombres y mujeres, somos más parecidos de lo que creemos. En realidad, la percepción subjetiva del orgasmo no discrimina por género, agarra parejo.

Durante el orgasmo liberamos oxitocina,
la llamada hormona del amor. Por esta
razón, es común que cuando tenemos
un encuentro sexual superintenso
con alguien —incluso si lo conocimos
ese mismo día—, podemos sentirnos
enamoradas de ese alguien. Date chance
de darle tiempo a tu cuerpo de procesar
la experiencia, si después de dos o tres
semanas la sensación sigue siendo la misma,
aviéntate. Sino, probablemente sólo haya
sido una emoción hormonal pasajera…

LA CEREZA DEL PASTEL

Las mujeres, particularmente, estamos muy obsesionadas con el tema del orgasmo, es como: «Mi vida no tiene sentido si no tengo un orgasmo. No soy sexualmente plena porque nunca he tenido un orgasmo». Le damos tanta importancia que no nos preocupamos por disfrutar lo que sí tenemos y lo que sí está ocurriendo en nuestra vida. Por ejemplo, estoy en un encuentro sexual y no puedo disfrutar los besos, las caricias, el romance, el arrumaco, el sexo oral —cuando me lo hace o cuando se lo hago— por estar pensando en si voy a alcanzar —o no— el orgasmo; es decir, nos la estamos pasando bomba y todo el tiempo, lo único en mi cabeza, la única idea que nos ronda y no nos deja disfrutar del momento es: «Y si no siento, y si no me vengo, y si no llega otra vez... y si estoy enferma, y si nunca logro alcanzar el orgasmo».

Todo eso que ronda en mi mente, me desgasta y me frustra. Todo lo anterior, hace que sienta que mi sexualidad no está completa, que no vale la pena. El problema es que olvidamos disfrutar del viaje y sólo nos interesa llegar a nuestro destino a como dé lugar, sin disfrutar de todas las travesías y paisajes en el inter. Es como si me fuera de viaje a Europa, pero estoy obsesionada con llegar a Roma. Y parece que no me interesa disfrutar del viaje, sólo llegar a Roma. Primero paso por España, luego por Francia, después voy a Alemania y, finalmente, está previsto llegar a Roma. El paseo está increíble, pero yo no puedo ver eso porque me obsesiona Roma. De pronto, me toca que en Francia hay una tormenta de nieve y no puedo llegar a Roma. Y me quedé varada en Francia, en una ciudad hermosa, pero no la puedo disfrutar, porque yo quiero llegar a Roma al precio que sea. Entonces me frustro y la paso mal, porque todo indica que no arribaré a Roma nunca. Eso, igualito, nos pasa al querer alcanzar el orgasmo.

El orgasmo es la cereza del pastel. No te prives de saborear el pastel completo por quererte atragantar con la cereza. No en todos los encuentros sexuales alcanzamos el orgasmo y eso está bien, no hay delito que perseguir.

Cuando les pregunto a mis pacientes: «De cada diez veces ¿cuántas alcanzas el orgasmo?». La mayoría andan sobre los siete de cada diez, entre siete y ocho de cada diez; que no alcances el orgasmo no quiere decir que tu encuentro sexual estuvo pésimo y horrible, y que no valió la pena.

Muchas mujeres fingen o hemos fingido alguna vez un orgasmo. Lo que yo he visto en consulta es que tiene que ver con una sensación de no suficiencia.

Tip: Platica con tu pareja, vulnérate, muéstrale qué te sucede. Dile algo así: «Siento que no soy lo suficientemente mujer y no te quiero hacer sentir mal como hombre, por eso me dan ganas de decirte que tuve miles de orgasmos pero no, hoy no tuve, y eso no quiere decir que me la pasé mal o que no lo disfruté, simplemente hoy no llegué».

No todos nuestros encuentros sexuales tienen que culminar en un orgasmo, por la sencilla razón de que no todos son iguales. A veces tenemos ganas de compartir más tiempo de arrumaco con nuestra pareja. Otras ocasiones tenemos ganas de un encuentro muy cachondo y sensual, y se da. Es como cuando nos preguntan: «¿Quieres postre?», y respondemos: «Pues sí me lo podría comer», pero realmente no tengo ganas en ese momento. Lo mismo pasa con las relaciones sexuales, no se me antoja del todo tener sexo ese día, pero si empieza a buscarme, puede ser que en esa ocasión no alcance el orgasmo, pero sí lo estoy disfrutando y sí me la estoy pasando bien.

El orgasmo es ese plus que a veces hay,
pero no es de siempre. No te azotes
de más, si en esa ocasión no llegó.
También a ellos les pasa, no te creas
que eres la única a la que le ocurre.

Hay ocasiones en las que lo que sucede es que mi pareja eyaculó muy rápido y acabó la fiesta antes de darme tiempo de alcanzar el orgasmo. Muchas mujeres por pena o por no querer herir los sentimientos de su pareja se quedan calladas. En ese momento, se vale decirle a nuestra pareja que nos ayude a llegar ya sea con algún juego, con sexo oral, con la mano, no tiene que ser con el pene. Pero si no decimos nada, por pena o porque no queremos que nos vean raritas, seguiremos fingiendo *ad infinitum*.

Las dos formas por las que en general fingimos el orgasmo son:

1. Porque no lo quiero hacer sentir mal y que sienta que no es lo suficientemente bueno para mí.
2. Porque no quiero que crea que estoy rota, inservible o que no funciono.

Esas son las dos razones más comunes por las que las mujeres mentimos al decir que sí tuvimos un orgasmo, de ahí la importancia de relajarnos con el tema y bajarle a la presión.

Olvidamos que el fin último de una
relación sexual no es tener un orgasmo,
es la relación sexual en sí misma. Si llega
el orgasmo qué bien, bienvenido; sino
llega, disfrutemos de todo lo que sí llegó.

Cuando veo la exigencia que tenemos acerca del orgasmo, recuerdo un libro de Enrique Serna, *El orgasmógrafo*, en donde se narra que un estado totalitario les exige a sus habitantes tener cinco orgasmos a la semana para poder producir suficiente energía, misma que mantiene con vida a sus mandatarios que son robots. Tampoco se trata de llegar a esos extremos, ni de cubrir con todas las exigencias de otros. Se trata de encontrar qué está bien para mí.

COSAS QUE DEBES SABER DE LA EYACULACIÓN FEMENINA

Es común que durante el orgasmo, algunas mujeres —alrededor del 30%— expulsen un líquido. Muchos hombres y mujeres se sacan de onda cuando esto ocurre. Pero no te preocupes, aquí está lo que tienes que saber del tema.

1. Existe.
2. ¿Qué es? Algunas mujeres expulsan una cantidad variable de fluido a través de la uretra durante el orgasmo.
3. No a todas se les nota. Investigadores como Emmanuele Jannini de la Universidad L'Aquila en Italia (2002), aseguran que la razón por la que algunas ven esta eyección y otras no, es debido a que las aperturas de la glándula de Skene varían en tamaño de una mujer a otra.
4. ¿De dónde viene? La posible estructura anatómica de la eyaculación sería la siguiente: según los investigadores Testud y Latarjet (1975), alrededor de la uretra se

disponen abundantes glándulas uretrales y paraure-
trales a las que denominan en su conjunto como próstata femenina.

5. Eyaculación no es igual a orina. El líquido expulsado
es descrito como un líquido claro, transparente o le-
choso que surge de la uretra —a veces con mucha
fuerza.

6. ¿Es como la eyaculación masculina? ¿Se parece al semen? No. Para empezar no tiene ninguna función
reproductiva, su consistencia es muy distinta al semen, pues resulta más líquida y puede no tener co-
loración alguna.

7. ¿Cómo la provoco? Generalmente por la estimulación
del punto G.

8. ¿Cómo la puedo identificar? La mayoría de las mujeres la reportan como una sensación de querer orinar.

9. ¿Cómo puedo saber si lo que salió fue orina o una
eyaculación femenina? Fácil, ve al baño antes del encuentro sexual. De esta forma estarás tranquila que
lo que sea que salga de ti, no es orina.

10. ¿El orgasmo con eyaculación femenina es más intenso
que el masculino? No, son diferentes. Es una forma
distinta de disfrutar, no es ni mejor ni peor.

MULTIORGASMO... ¿EXISTE?

La multiorgasmia es la capacidad de tener más de un orgasmo en un periodo de tiempo. Puede haber multiorgasmia secuencial, quiere decir que tengo uno y otro, otro
y otro, de manera seguida; y parece como que me estoy

electrocutando. La multiorgasmia también se refiere a tengo tres encuentros sexuales en una noche tenga el mismo número de orgasmos, o más.

Hay distintas maneras de ser multiorgásmica, ya sea en un periodo corto de tiempo, en tres o cuatro horas, o uno seguidito después del otro. A veces parece que nos está dando un ataque de epilepsia, pero en realidad estamos en esta fase.

¡Ojo! Si bien tenemos la capacidad de ser multiorgásmicas, no tenemos que serlo. Si eres de las que disfruta de uno y para ti está bien, entonces adelante.

¿QUÉ ME DETIENE?

El control se convierte en autocontrol. Las mujeres tendemos a ser más controladoras y queremos que todo esté bien, y que no se nos vaya nada de lo que creemos que es correcto. Este tipo de mujeres son a las que les cuesta más trabajo llegar al orgasmo, porque si tienen que controlar todo, hasta cuando se vienen, va a ser muy complicado.

> El orgasmo en sí mismo tiene que ver con aprender a soltar el control, al menos en un tiempo breve. Porque, en realidad, no sabemos qué va a pasar durante el orgasmo.

Hay mujeres que pierden el control de esfínteres durante el orgasmo y eso no lo pueden controlar. Otras que se ríen mucho, hay quienes se acalambran, tiemblan y otras gritan y gritan desaforadamente.

A muchas mujeres lo que nos pasa es que cuando estamos por llegar a la cumbre del orgasmo, es como si nos quedáramos atrapadas en un precipicio y viéramos el vacío para aventarnos. Durante un orgasmo no puedes controlar nada, pasará lo que tenga que ocurrir. Al final, todo va a estar bien. Tener un orgasmo es abrazar la incertidumbre.

> El orgasmo es dejarse caer en el abismo,
> es coquetear con el abismo, por eso estoy
> llegando y me siento plena, exhausta.

De todas las mujeres anorgásmicas —que no alcanzan el orgasmo— que hay, en realidad la gran mayoría son preorgásmicas. Quiere decir que sí sienten que están llegando pero se quedan un pasito antes del orgasmo y a la mera hora les da miedo dejarse caer en el abismo. Le coquetean, lo sienten, pero se regresan y se echan para atrás: no dan el salto.

A mis pacientes les digo: «Es como si vieras el orgasmo y ahahahahahaha, se va, se va, se fue», puedes ver perfecto como se va y «adiós orgasmo», casi lo podías tocar y sientes cómo se va de tus manos. Esto, nos pasa a muchas, no nos animamos a dar el paso final.

Me viene a la mente la obra de teatro, *Los monólogos de la vagina*, de Eve Ensler, donde las mujeres interpretan diferentes situaciones por las que pasa la vulva. Lo que hizo Ensler fue darle voz a la sexualidad femenina en el siglo XXI y poner en alto la equidad de género, en cuestión de derechos sexuales, y la no estigmatización de las mujeres.

En la obra se abordan distintos tipos de orgasmos y también hay una serie de chistes que circulan en internet al respecto. Rescato algunos que me parecen muy ocurrentes.
Clases de orgasmos:

- El geográfico: «Ahí, ahí, ahí...».
- El matemático: «Más, más, más...».
- El clarividente: «Lo veo venir, ya casi, lo veo...».
- El porrista: «Dale, dale, dale...».
- El religioso: «Ay, Dios mío, ay, Dios mío...».

Independientemente de cuál sea tu tipo de orgasmo, date chance de disfrutarlo. No hay uno mejor que otro, cada encuentro sexual tiene su encanto.

Al 80% de las mujeres que no pueden alcanzar el orgasmo, lo que las detiene es que no saben cómo soltar el control y abrazar el miedo que da aventarse a lo desconocido. Como bien pudo haber dicho una conocida canción de Flans: «No controles mi forma de llegar, porque es total... No controles...».

Lo cierto es que existen situaciones que no nos dejan alcanzar el orgasmo, algunas de ellas son:

- Culpa.
- Mala comunicación.
- Falta de receptividad de la pareja.
- Exceso de control.
- Miedo a lo desconocido, a la entrega, a que me lastimen.

Es necesario aprender a observar en qué momento, con quiénes ocurre esta situación. Por ejemplo, hay quien sí puede tener un orgasmo al masturbarse, pero no durante un encuentro sexual con su pareja. Todo esto es importante observarlo, para ver qué necesito y dónde anda mi traba al momento de dar el paso hacia el orgasmo.

¿CÓMO ALCANZARLO?

La respuesta es sencilla: «Ve a terapia». Recuerda lo que dice uno de mis socios en el centro de desarrollo humano que tenemos, les gusta poner el siguiente ejemplo: «Si se te rompe el brazo vas corriendo al doctor porque sabes que tú no te lo puedes arreglar, si no sirve la luz en tu casa llamas a un electricista, si se te quedaron las llaves adentro de la casa vas por un cerrajero, y así, recurrimos a un tercero para solucionar el problema y que nos apoye. Pero... ¿si se nos rompe el corazón por qué no acudimos con un terapeuta?».

Si mi sexualidad no está siendo satisfactoria y quiero saber qué me pasa, en el ideal de los casos, voy a terapia. Se vale que alguien me ayude a observar qué me está ocurriendo y me brinde las herramientas para que pueda resolver mi tema de la mejor manera.

....

TAREA: *Si todavía no estás muy convencida de pedir la ayuda de un especialista, aquí algunos consejos que te pueden ayudar:*

Observa cómo anda tu vida sexual: ¿qué te gusta, cómo y con quién?

Si tienes pareja. Revisa cómo está tu comunicación en pareja y propicia más el diálogo entre ustedes.

Revisa qué quieres y cuándo lo quieres.
Clarifica tus necesidades y observa si eso que necesitas
te lo puedes dar tú o necesitas de alguien más.

Si no importa qué hagas y qué tanto modifiques, y tu vida sexual sigue sin parecerse a la que quieres, acude con un especialista que te pueda orientar y ponerte en el camino hacia lo que sí quieres.

Antifecundación

LOS DIVERSOS MÉTODOS ANTICONCEPTIVOS SE ADAPTAN A estilos de vida, etapas y necesidades diferentes. Por lo tanto, incluso si llevas años utilizando un anticonceptivo concreto, es idóneo cambiar de método en la medida que tu cuerpo experimente cambios. Es posible que el método anticonceptivo que usabas estando soltera, a los 18 años, no resulte ser el más adecuado cuando tienes 30 años.

¿QUÉ MÉTODOS EXISTEN?

Hay muchos tipos de métodos antifecundativos. Los principales son:

- Naturales.
- De barrera.
- Químicos y hormonales.
- Definitivos o quirúrgicos.

Naturales

1. **La abstinencia**

Algunas personas creen que la abstinencia significa no tener relaciones sexuales vaginales, y disfrutan de otro tipo de actividades sexuales sin correr el riesgo de llegar al embarazo. Esto también se conoce como relaciones sexuales sin penetración.

Para otras personas, la abstinencia es no tener relaciones sexuales vaginales cuando la mujer puede quedar embarazada. En realidad, esto se llama abstinencia periódica, es uno de los métodos de observación de la fertilidad.

Y hay otras personas, que por el contrario, definen la abstinencia como el comportamiento de no practicar ningún tipo de juegos sexuales con su pareja. Ésta es la definición que usaremos en estas páginas.

La abstinencia continua es la única manera de estar absolutamente seguro de que no habrá un embarazo no planificado y de prevenir el contagio de una enfermedad de transmisión sexual.

2. **Lactancia**

La lactancia se puede usar como método antifecundativo cuando, después del parto, una mujer amamanta exclusivamente a su bebé porque el bebé no consume nada más aparte de la leche materna y come —en promedio— cada tres o cinco horas. El acto de amamantar exclusiva y constantemente, produce cambios hormonales en la mujer y, en consecuencia, hay menos posibilidades de quedar embarazada.

Algunas veces se denomina método de la amenorrea por lactancia. Es una manera natural de prevenir los embarazos después del parto. Tiene una duración máxima de seis meses después del parto.

3. **Métodos basados en la observación de la fertilidad**
Son formas de darle seguimiento a la ovulación —liberación de un óvulo—, para prevenir un embarazo. Algunas personas los denominan «planificación familiar natural».

Existen varios métodos que puedes usar para pronosticar tu fecha de ovulación:

- Método de la temperatura: deberás controlar tu temperatura en la mañana todos los días, antes de levantarte.
- Método de la mucosa cervical: necesitarás verificar los cambios en el moco cervical —secreciones vaginales— todos los días durante un ciclo completo para ser capaz de distinguir en qué momento estás ovulando. Observar los cambios en el fluido cervical, nos permite predecir nuestros días de ovulación.
- Método de calendario: anotarás tus ciclos en un calendario.
- Lo más eficaz es combinar los tres métodos. La combinación de los tres métodos se denomina método sintotérmico.
- Método de los días estándar: realizarás el seguimiento de tu ciclo durante varios meses para asegurarte de que tu ciclo tenga entre 26 y 32 días de duración. Nunca menos ni más. Obviamente, no

deberás tener relaciones sexuales vaginales sin protección entre el día ocho y el 19. Es conveniente que elabores un gráfico de tu fertilidad para ayudarte a prevenir embarazos.

4. **Relaciones sexuales sin penetración**
Pueden ser algo distinto para cada persona. Para algunos, las relaciones sexuales sin penetración son cualquier actividad sexual sin sexo vaginal. Para otros, se trata de la actividad sexual donde no hay ningún tipo de penetración —ni oral ni anal ni vaginal—. Se trata de juegos sexuales en los que se evita que el esperma ingrese a la vagina, para prevenir el embarazo. Por ejemplo, el *coitus interruptus* —eyaculación fuera de la vagina—. Esta forma probablemente sea el método antifecundativo más antiguo. Aproximadamente 35 millones de parejas en el mundo confían en que funciona retirar el pene antes de eyacular.

Todos estos métodos naturales bajan tu probabilidad de quedar embarazada, sino hubiese nada más a la mano, estos serían la mejor de tus opciones. Si quieres elevar las probabilidades a tu favor, utiliza algún otro método de los que vamos a ver a continuación.

De barrera

1. **Esponja anticonceptiva**
Está hecha de espuma plástica y contiene espermicida. Es blanda, redondeada y mide aproximadamente cinco centímetros de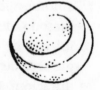

diámetro. Tiene un aro de nylon adherido a la parte inferior para poder retirarla. Se coloca profundamente dentro de la vagina antes de la relación sexual.

2. **Capuchón cervical**
   Es un dispositivo de silicona con forma de capuchón. Se coloca dentro de la vagina y sobre el cuello del útero. Dura hasta dos años.

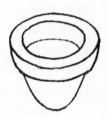

3. **Condón masculino**
   Se colocan en el pene durante las relaciones sexuales. Están hechos de plástico —poliuretano— o látex moldeado con forma de pene. A veces se les llama preservativos, forros o gorritos. Los condones vienen en distintos estilos y colores, y se consiguen sin lubricante, con lubricante y con espermicida. Pueden usarse para el sexo vaginal, anal u oral. Previenen el embarazo y es el único método —junto con el condón femenino— que nos protege de enfermedades de transmisión sexual.

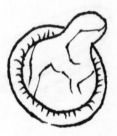

4. **Condón femenino**
   Es una funda de plástico —poliuretano— que se usa durante las relaciones sexuales para prevenir embarazos y enfermedades de transmisión sexual.

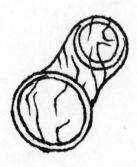

Tiene aros flexibles en cada extremo. Antes de una relación sexual vaginal, se introduce profundamente
dentro de la vagina. El aro del extremo cerrado sos-
tiene la funda en la vagina. El aro del extremo abierto
permanece fuera del orificio vaginal durante la relación
sexual. En una relación sexual anal, se introduce en
el ano, por lo tanto, se pueden usar para relaciones sexuales vaginales o anales. Una de sus bondades, a diferencia del condón masculino, es que te lo puedes colo-
car hasta tres horas antes del encuentro sexual.

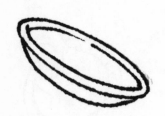

5. **Diafragma**
Es un capuchón de escasa profundidad, con forma de cú-
pula que tiene un aro flexible.
Está hecho de silicona y se coloca dentro de la vagina. Cuando
está bien colocado, cubre el cuello del útero. Su duración se ex-
tiende hasta dos años.

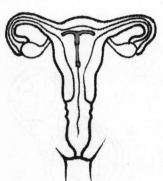

6. **Dispositivo Intrauterino**
Los dispositivos intrauterinos
(DIU) son pequeños dispositivos
con forma de T, hechos de plástico flexible o de cobre. Debe
colocarlo un(a) ginecólogo(a),
puesto que el dispositivo intrauterino va dentro del útero de la
mujer para prevenir el embarazo.

Químicos u hormonales

1. **Implante anticonceptivo**
El implante anticonceptivo es
delgado, de plástico flexible y
aproximadamente del tamaño
de un cerillo. Se inserta debajo
de la piel del brazo. Brinda protección contra el embarazo durante un período máximo de
tres años. Debe colocarlo un especialista del área de salud.

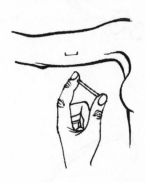

2. **Parche anticonceptivo**
Se trata de un parche de plástico,
color crema, delgado, que se ad-
hiere a la piel. Se usa para prevenir embarazos. Se coloca un parche
nuevo sobre la piel una vez por semana, durante tres semanas conse-
cutivas, y luego no se coloca ningún parche durante una semana y
así sucesivamente. Los venden en
cualquier farmacia y puedes colo-
cártelo tú, sin ningún problema.

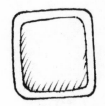

3. **Píldora anticonceptiva**
Son un tipo de medicamento que
las mujeres pueden tomar diaria-
mente para prevenir embarazos.
También se les llama «la píldora» o
anticoncepción oral.

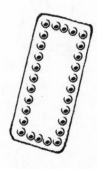

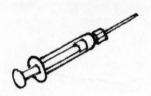

4. Inyección anticonceptiva

Contiene una hormona que previene el embarazo. Cada inyección previene el embarazo durante tres meses. Es fácil de conseguir.

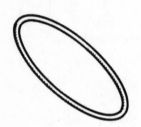

5. Anillo anticonceptivo vaginal

Es un anillo pequeño y flexible que la mujer se coloca dentro de la vagina una vez por mes para prevenir embarazos. Se deja puesto durante tres semanas y se retira la siguiente semana, todos los meses. Comúnmente se le llama NuvaRing, que es su nombre comercial.

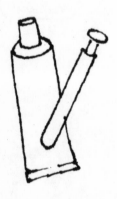

6. Espermicidas

Son métodos anticonceptivos que contienen productos químicos que impiden el movimiento de los espermatozoides. Los espermicidas se encuentran disponibles en distintas formas, como cremas, espumas, geles y supositorios. Se pueden usar solos o se pueden usar con otro método antifecundativo para aumentar su eficacia. Se usan siempre con el diafragma y con el capuchón cervical.

Definitivos o quirúrgicos

1. **Esterilización femenina**

Todos los procedimientos de esterilización están destinados a ser permanentes. Durante el procedimiento de esterilización, un médico, bloquea las trompas de Falopio —tubas uterinas— de la mujer. Las trompas se pueden bloquear de distintas formas.

Una manera es ligando y cortando las trompas; esto se denomina ligadura de trompas. Las tubas uterinas también se pueden sellar mediante un instrumento con corriente eléctrica. De igual manera, se pueden cerrar con pinzas, abrazaderas o anillos. A veces, se retira una porción pequeña de las tubas. Otras veces se colocan pequeños resortes en las tubas. El tejido cicatricial crece alrededor de los resortes y bloquea las trompas. Es una cirugía para prevenir el embarazo.

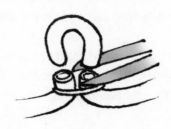

2. **Vasectomía**

Se le practica al hombre y está destinada a controlar de forma permanente la reproducción. En una vasectomía, un médico cierra o bloquea los conductos que transportan el esperma. Cuando se cierran los conductos, el semen que sale en la eyaculación ya no contiene espermatozoides y, por lo tanto, no se produce el embarazo.

Sexo oral

NUESTRAS PRÁCTICAS SEXUALES PUEDEN SER TAN AMPLIAS como nosotros queramos. Dentro de las más comunes, las que solemos llevar a cabo con más frecuencia son la penetración vaginal, penetración anal, masturbación y sexo oral.

El que estas sean las prácticas más comunes, no implica que todas las llevemos a cabo. Hay personas a las que no les gusta, no les da placer, no les interesa o simplemente —por la razón que sea— nunca las han probado. Sea cuales sean los motivos que nos llevan a practicar unas cosas u otras, es importante conocerlas, saber cuáles son sus riesgos y beneficios, cómo hacerlas e incluso algunas recomendaciones.

El sexo oral es una de las prácticas que más gustan y que con el tiempo hemos ido aprendiendo, aceptando y practicando con más frecuencia.

¿Hay pautas para hacer bien una felación?, ¿existe algún riesgo en practicar sexo oral?, ¿por qué hay muchas mujeres que no les gusta recibir sexo oral? Son preguntas que siempre nos hacemos.

Cuando hablamos de sexo oral hacemos referencia a lamer, besar, mordisquear, succionar o chupar los genitales de nuestra pareja sexual. Cuando es el hombre el que lo recibe se llama felación, y si es la mujer quien lo recibe es un cunnilingus. También podemos hacer un annilingus; es decir, sexo oral en el ano.

Podemos realizarlos en la posición que más cómoda nos resulte: de pie, sentados, tumbados en la cama, en el sofá, en la regadera, etcétera. Incluso encontramos posturas como el 69 que hacen referencia a la práctica del sexo oral de forma simultánea; es decir, dando y recibiendo una felación y/o cunnilingus.

¿ES MALO?

Esta práctica es de las más comunes que existen en cualquier relación, no importa la preferencia. Aunque es curioso, porque gracias a esta guerra de géneros —donde, de pronto, en vez de estar buscando una verdadera equidad, estamos buscando quién es mejor que el otro—, la sexualidad es la que sale perdiendo. Así entonces, hay ciertas posiciones que hombres y mujeres no quieren practicar y no porque no les guste o no se les antoje, sino porque creen que es humillante.

Hay quienes piensan que practicar el sexo oral es humillante para las mujeres, sienten o piensan que es un sometimiento, que es una práctica indigna. Una cosa debe quedar clara: en la cama olvidémonos de la equidad de género, no se trata de quién está arriba o quién abajo. No hay prácticas indignas o humillantes —siempre y cuando sea un acto consensuado—. Lo que sucede en el ámbito de la sexualidad se queda ahí. Porque puede ser que a mí me encante que me amarren y me latigueen, que me controlen y me manden en la cama; pero eso no significa que tenga ni que quiera algo así fuera del dormitorio.

> El sexo oral funciona para la gran
> mayoría de las personas, hombres y
> mujeres. En general, nos gusta, nos
> erotiza, nos funciona para alcanzar un
> orgasmo o para empezar a calentar
> motores durante un encuentro sexual.

En este punto necesitamos hacer una distinción, no es lo mismo dar que recibir. Muchas mujeres pueden darlo pero no recibirlo. Y, si nos detenemos un momentito a pensarlo, tiene sentido; toda la vida nos han dicho que nuestra vulva huele mal, como a pescado, que está sucia, que da asco, que no se toca, etcétera. Entonces, es lógico pensar: «¿por qué alguien querría tener contacto directo con nuestra vulva?».

Te tengo noticias, tu vulva no huele mal y es hermosa así como es; cada vulva tiene su encanto. Y sí, la vulva —igual que el pene y el escroto de los hombres— tiene un aroma característico; no es malo ni bueno, simplemente su olor es diferente al resto de nuestro cuerpo. Así que ¿cuál crees que sería el siguiente paso? ¡Sí!, como hemos visto a lo largo de estas páginas, el primer paso siempre tiene que ver con aceptarnos y con dejar entrar una posibilidad distinta a la que hemos visto hasta el día de hoy en nuestra vida.

Así que, a partir de hoy, se vale que no te guste hacer y/o que te hagan sexo oral, pero date permiso de revisar si es porque —auténticamente— no te erotiza o porque existe una serie de consideraciones que no te permite disfrutarlo.

A muchas mujeres nos han educado
para estar al servicio, no para recibir.
Esto, muchas veces, se transforma en
una creencia y son este tipo de creencias
las que determinan si aceptamos —o
no— que nos practiquen sexo oral.

Tanto hombres como mujeres tenemos un olor característico, que no es malo ni bueno. Son los humores que, incluso por el tipo de raza, cambian. Lo maravilloso, es que hay para todos, existen personas a las que los humores fuertes los erotizan. Alguien que es afrodescendiente no huele igual que un oriental, un indio, un italiano, un coreano o un mexicano. Todos olemos distinto. Si el olor es lo que te impide realizarle sexo oral a tu pareja, porque sientes que su humor es muy fuerte para tu gusto, se trata de buscar el cómo sí. Métsalo a bañar, proponle un encuentro en la regadera.

Si el olor y el sabor no son de nuestro agrado, en cualquier *sexshop* venden lubricantes con diferentes olores y sabores que te harán sentirte más cómoda. Ya quedamos, se vale que no te encante practicarlo, en la sexualidad no tienes que hacer nada a la fuerza, pero si lo quieres hacer y para ti está bien, ¡adelante, que nada te detenga!

¿POR QUÉ SÍ?

Por si todavía no te convence esta práctica, aquí te doy algunos de los beneficios que obtendrás si la realizas:

- Es una de las prácticas más sencillas para que una mujer alcance el orgasmo.
- No te tienes que preocupar por nada, sólo por disfrutar.
- Porque, si ya te has masturbado, sabes qué te gusta y cómo te gusta. Así que puedes guiar a tu pareja para que lo haga bien. Se vale que expreses que es lo quieres: «Ahí, más, menos, derecha, izquierda, sigue, no te pares, etcétera».
- Porque tu pareja ¡también lo disfruta! A veces perdemos de vista que dar placer proporciona placer. No es sólo que tú lo estés disfrutando, también la persona que te lo practica lo disfruta.

Sexo anal

POR QUÉ GUSTA

ES CURIOSO PORQUE TANTO A HOMBRES COMO A MUJERES puede resultarnos una práctica sumamente placentera. El ano, como tal, está lleno de terminales nerviosas.

El caso de los hombres tiene algo de particular, ya que vía anal, adentro, está la próstata y eso lo vuelve aún más placentero. Este tipo de práctica no es discriminativa por la preferencia sexual, ya que todos los hombres tienen próstata, por lo tanto, la combinación puede ser hombre-mujer u hombre-hombre.

En el caso de las mujeres, el hecho de que esté lleno de terminales nerviosas también puede resultar muy placentero. Aquí el asunto es que tenemos una serie de tabúes y mitos de la famosa puerta trasera, por ello muchas mujeres sentimos que no está bien tener relaciones por el ano. Creemos —o nos han dicho— que duele, es desagradable y que de ahí salen cosas pero que no debe entrar nada.

Este tipo de creencias son las que no nos permiten relajarnos y disfrutar de un encuentro anal. Tampoco es una práctica maldita que nos vuelva diabólicos, simplemente hay a quien le gusta este tipo de estimulación y hay a quien no. Como siempre, se respeta la opinión de cada quien respecto a las relaciones anales y a cualquier otro tipo de práctica sexual, la idea sólo es darnos permiso de cuestionarnos si queremos o no, por qué y, en el ideal de los casos, ubicar si el porqué viene con base a lo que me gusta o a las preferencias de mi pareja.

¿Por qué hay personas que les gusta tener relaciones anales? Muy simple:

- Porque el ano es una zona llena de terminales nerviosas que la convierten en una zona sensible.
- Cumple con las características fisiológicas necesarias para que podamos sentir placer.
- Porque cualquier parte de nuestro cuerpo es digna y merecedora de ser estimulada y erotizada, si así nos los parece.

CÓMO ESTIMULARLO
(QUÉ SÍ Y QUE NO)

Básicamente, el ano es un esfínter que está compuesto de anillos que se contraen o se dilatan, por ello hay que estimularlo poco a poco. Como el ano no cuenta con una lubricación natural, como la vagina, necesitamos forzosamente utilizar lubricante, de preferencia a base de agua si es que nos estamos cuidando con condón. Si no usamos un lubricante a base de agua la fricción puede romper el látex.

Si se usa crema, vaselina o alguna otra cosa que no sea un lubricante a base de agua, el condón se romperá. Está prohibido usar cualquier producto que tenga petrolatos, porque puede causar irritación en la zona anal.

Si no te estás cuidando con un preservativo o el condón que estás usando es de poliuretano, entonces puedes utilizar un lubricante a base de silicón, es muy recomendable para este tipo de práctica debido a que es un poco más espeso.

Una vez que ya estamos dotados con nuestro lubricante, es importante cortarnos las uñas y limárnoslas, porque las paredes anales son muy delicadas y no queremos lastimarlas.

Si quieres practicarlo y te da miedo porque no sabes cómo o te da cosita meter los dedos sin nada que te proteja, puedes usar un guante de látex; los guantes o los dedales, que son una especie de condón para dedos, son muy buena opción. Ahora sí, ya estás lista para empezar.

Vámonos por partes. Puedes empezar conociendo la zona, estimulando por afuera; si lo haces con la boca, esta práctica se llama *beso negro* y puedes lamer, besar o chupar la zona anal; ve paso a pasito, deja que tu pareja se vaya acostumbrando a la sensación. Si eres tú a quien se lo están practicando, igual, date tiempo para ver qué vas sintiendo.

Otra opción es ir estimulando con los dedos: primero intenta con un dedo, introdúcelo gentilmente y deja que el esfínter se amolde y se acostumbre, después prueba con dos dedos y observa cómo se va dilatando para recibir, eventualmente si así lo decides, un juguete —un vibrador— o un pene.

Introducir el pene, los dedos o un juguete en el ano sin estimulación previa ni un acuerdo preestablecido entre ambas partes de la pareja, es grosero, incluso violento.

Es importante recordar que con el sexo anal vamos de menos a más. Primero un beso, luego un dedo, otro dedo y cuando la persona, que en este caso eres tú, se sienta lista, podrías decirle a tu pareja que intente sólo con la punta del pene. Deja que tu cuerpo vaya marcando el ritmo, observa

qué vas necesitando y hasta dónde. No se trata de obligarte
ni de propasar tus propios límites.

> Hay muchas mujeres que alcanzan más
> fácil el orgasmo vía anal que por cualquier
> otra vía. Lo disfrutan, incluso más, que
> la penetración vaginal que —dicho sea
> de paso— está muy idealizada. Date
> chance, igual y eres una de ellas.

Puede que hoy sólo aguantes un dedo, está bien. Se vale
decir: «Se sintió bien, pero por el momento no quiero más».
Si otro día lo quiero intentar, vuelvo a probar y tal vez,
pruebo con dos y a ver qué tal. No tiene que ser todo el
mismo día. No hay prisa.

Yo les recomiendo que sea así, sin prisas. Nadie te está
correteando. Si es algo que quieres practicar ve paso a pasito. En realidad, es una preparación para ver hasta dónde
te sientes cómoda y si estás lista para una penetración, ya
sea con el pene o con un juguete.

Tip: Mientras estás siendo estimulada
analmente, busca estimular tu clítoris. Se
lo puedes pedir a tu pareja o hacerlo tu
misma, con la mano y/o con un juguete.

Una de las preguntas más frecuentes que recibo por
parte de mujeres heterosexuales es «Si a mi pareja hombre
le gusta que lo estimule vía anal ¿es homosexual?». NO, ni

un poquito. No tiene que ver una práctica sexual con una preferencia de género.

> Si tu pareja hombre te está pidiendo a ti mujer —heterosexual— que lo estimules analmente porque le dijeron que está padre, porque le gusta o porque quiere experimentar, pues dale chance, prueba a ver qué sientes. Tu marido, pareja, amante o novio, no te va a dejar porque se encontró a un hombre maravilloso; no tienen nada que ver una cosa con otra, el sexo anal sólo es una práctica sexual y no es exclusiva de los homosexuales.

Existen unos condones especiales para sexo anal, la única diferencia es que son un poco más gruesos. Un condón en promedio mide .04 milímetros de grosor, los ultradelgados, que se utilizan para mayor sensibilidad, tienen .02 y los que son para sexo salvaje, dígase sexo anal, tienen un grosor de .08 milímetros, son más gruesos. Si te sientes más cómoda —y segura— usando este tipo de condones, los puedes usar; los venden en cualquier farmacia, supermercado y tienda de conveniencia.

> **Tip:** No te introduzcas nada que pueda lastimar el ano, podrías acabar en el hospital y vivir una experiencia nada agradable. A diferencia de la vagina —que tiene un tope—, el ano es un abismo: todo lo que metas puede ser que no salga.

Hay muchos juguetes que están diseñados específicamente para el juego anal, no lastiman las paredes rectales ni son tóxicos y —generalmente— tienen una especie de tope para que, aunque te distraigas o te emociones mucho durante la pasión, no corras el riesgo de no poderlo sacar. Así que, ahí lo tienes, una opción más para que goces de tu sexualidad en el momento que tú lo decidas.

Sexualidad masculina

¿EL TAMAÑO IMPORTA?

SÍ, IMPORTA. LA VERDAD ES QUE SÍ IMPORTA, ES UN POCO grosero decir que no y lo curioso es que sí importa, pero no en el sentido que siempre le hemos dado. Regularmente creemos que importa porque entre más grande: mejor. Sin embargo, lo que se ha demostrado es que entre más grande es el tamaño del pene, más incómodo resulta tener relaciones sexuales.

> Un pene grande lastima y molesta a muchas mujeres en el momento de la relación sexual. Y lo mismo ocurre con un pene muy pequeño, también puede resultar incómodo para algunas.

En cualquier caso, hay posiciones que no podré hacer. Si estoy muy gorda no podré tener flexibilidad, o si estoy muy flaca y estoy con alguien robusto, habrá ciertas posiciones que no podremos hacer y otras que se nos facilitarán.

No está ni bien ni mal tener un pene
grande, un pene pequeño o un pene
promedio. No es más satisfactorio
uno que el otro, pero sí influyen
en un encuentro sexual.

Tamaños del pene:

* Un pene pequeño, aproximadamente mide entre siete
  y diez centímetros en erección, es del tamaño de una
  latita de refresco.
* Un pene de tamaño promedio es como una lata de
  refresco regular, que son aproximadamente de 13 a
  15 centímetros en estado de erección.
* Un pene que mide arriba de los 16 centímetros se
  considera grande. Sería como una de esas latas de
  té —las largas— que venden en la tiendita de la esquina.

Los hombres afrodescendientes tienen
el pene, en promedio, más grande que
otras razas. En cambio, los asiáticos se
caracterizan por tener los penes más
pequeños y sin embargo, también están
catalogados entre los mejores amantes.

Se trata de aprovechar las bondades de un pene pequeño,
tamaño estándar o grande. No es uno mejor que otro, es
cuestión de acoplarnos corporalmente. Si estás con alguien
que tiene el pene pequeño, las posiciones desde atrás no

son las más recomendables, en cambio, son perfectas para alguien con un pene grande. Las posiciones donde la penetración es muy profunda, con un pene grande —generalmente— resulta incómodo porque topa con el cuello de la matriz y eso, para muchas mujeres es incómodo, duele. Todo es cuestión de observar nuestra proporción corporal y —en el ideal de los casos— estar en paz con nuestro cuerpo; todos los cuerpos vienen equipados para sentir y gozar, aprende cómo funciona el tuyo.

Es como cuando nos preguntamos si los pechos grandes o pequeños importan o no importan, pues habrá hombres a los que les gusten los pechos grandes y habrá a quién le gusten los pechos pequeños, y habrá posiciones o cosas que podrás o no hacer si tienes lo pechos grandes o pequeños.

Por ejemplo, si tienes los pechos entre medianos y grandes, podrás llevar a cabo una práctica que conocemos como *rusa*, que es poner el pene entre los pechos y erotizarlo con los pechos. Si tienes los pechos pequeños, esta práctica queda descartada para ti, pero no por eso se acaba el mundo ni tu experiencia sexual.

No hay un pene igual a otro, así como no existe una vulva igual a otra. Cada cuerpo tiene su encanto. Conforme me voy poniendo en paz y aceptando el cuerpo que tengo, encontraré cosas que pueda hacer mejor y cosas que me cuesten más trabajo.

CIRCUNCISIÓN

Es un tema del que se habla mucho, sobre todo si eres mamá y tienes un hijo recién nacido, seguro estás entre hacérsela o no hacérsela. También se habla cuando estás con un hombre y no sabes qué estaría mejor, estar con un hombre circuncidado o con un hombre que no lo esté.

Científicamente, hasta el día de hoy, no se ha podido demostrar qué sea mejor. Tiene una parte religiosa importante, hay religiones —como la judía— donde la circuncisión es un ritual. Con esto, no estoy diciendo que esté mal o bien, sólo me parece importante mostrar los aspectos religiosos.

Lo que sí se ha visto y está demostrado es que un pene circuncidado es un poco menos sensible que un pene que no tiene la circuncisión.

Si lo que te preocupa es la higiene —no tiene que ser así—, ésta es una cuestión de educación: no es más higiénico uno que el otro, si se tienen los cuidados necesarios.

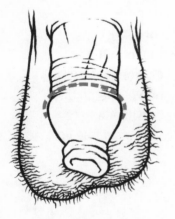

Pene no circuncidado

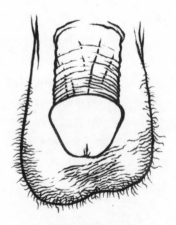

Pene circuncidado

Desde mi punto de vista, creo que la
naturaleza es sabia. Si nacemos con un
capuchón es por algo, es porque esa piel
—el prepucio— cubre al glande. La cabeza
del pene —el glande— es muy sensible,
tiene alrededor de cuatro mil terminaciones
nerviosas, la función biológica del prepucio
es cubrir y proteger esta parte del cuerpo.

Hay casos, en los que médicamente es necesaria la circuncisión. Por ejemplo, he tenido pacientes que cuando tienen
relaciones sexuales, el prepucio —por alguna razón— no
baja bien y esto duele mucho; entonces les tienen que hacer la circuncisión ya de adultos y, comentado por ellos, es
bastante dolorosa. Pasa lo mismo con los niños, cuando no
baja bien el prepucio, son candidatos a una circuncisión.

Más o menos se da un tiempo, tres o cuatro
años para que el prepucio suba y baje, sin
lastimar y sin ningún tipo de problema. A
los papás y mamás que decidan no hacerle
la circuncisión a su hijo, les tocará estar
revisando que el prepucio suba y baje bien.
Así como enseñarlo a limpiarse el esmegma
que se acumula alrededor del glande a lo
largo del día. El esmegma es un lubricante
natural que sirve para que el prepucio
pueda subir y bajar sin ningún problema.

Es por esta grasita que se acumula que muchas personas dicen que no es higiénico, porque si no te lavas bien, esa grasita se queda alrededor del glande y huele feo. Nada que no quite un buen baño: bajas el prepucio y limpias. De ahí la importancia de enseñarle a tu hijo cómo limpiarse.

Yo sólo te estoy dando mi opinión y mi experiencia en consulta, pero no me tienes que creer. Ve y pregúntale a hombres que tengan la circuncisión y a hombres que no la tengan. Mi experiencia es que muchos hombres circuncidados hubieran preferido que no se las hicieran. Al final, es una decisión de los papás y las mamás, sólo ten muy claro para qué y cuáles son tus motivos para hacerlo; si es algo médico, una moda, una cuestión religiosa o porque estéticamente sientes que se ve más lindo un pene circuncidado. La decisión es tuya.

EXCITACIÓN SEXUAL MASCULINA, ¿QUÉ LOS PRENDE?

Cuando hablamos de excitación masculina —o respuesta masculina— es muy complicado porque queremos hacer recetas infalibles. Queremos que nos digan: a los hombres les prende esto y aquello, entonces hay que hacerles un *striptease,* o hay que estar buenísima o muy flaca o tener unos pechos enormes o ser muy proactiva y propositiva en la cama; cuando la realidad es que les excitan cosas distintas, a cada hombre le gustan cosas diferentes. No hay un hombre igual a otro, no todos son iguales.

Lo bonito y lo triste es que no hay recetas. Se trata de comunicarse y preguntar, de explorar, de entrar en contacto conmigo y con él, de buscar cuál es la forma que nos funciona a ambos.

Se dice que los hombres son más visuales y sí hay muchos, pero también hay muchos otros que no lo son y si te toca de esa minoría, ¿qué harás? Por eso hay que darnos chance de preguntar y no quedarnos con el «todos son iguales».

De pronto las mujeres, socialmente, tenemos la idea de que somos muy complicadas, o al menos, eso nos han dicho. Y creemos que, ellos son todos iguales: animales sexuales que siempre están dispuestos y disponibles para un encuentro sexual potencialmente con cualquiera que les coquetee.

Tenemos la idea de que la sexualidad masculina es muy lineal, muy sosa. Creemos que les gusta siempre lo mismo, que el romance no es lo suyo porque son muy sexuales y poco sensuales. Son justo este tipo de creencias, las que van creando mitos alrededor de la sexualidad masculina, no sólo nosotras sino también ellos.

....

TAREA: *Date la oportunidad de explorar y probar que no todos los hombres son iguales. Te sorprenderás de lo diferentes que son cada uno. Así como no nos gusta que utilicen estereotipos con nosotras, no hagamos lo mismo con ellos.*

Para bien o para mal, no hay recetas. Se trata de ir viendo qué es eso que para ti está bien, y que para él también esta genial y funciona.

LO MÁS BÁSICO QUE NECESITAS SABER DE LOS HOMBRES, SEXUALMENTE HABLANDO

Lo básico es:

- La erección en el hombre se inicia en el cerebro, como consecuencia de estímulos percibidos a través de los sentidos, esto incluye las fantasías —aunque ocurran en su cabeza.
- Un pene en reposo mide en promedio de ocho a diez centímetros de longitud por nueve centímetros de diámetro, y pesa 75 gramos.
- Las primeras erecciones del hombre se dan en el último trimestre del embarazo, cuando aún son fetos.
- Un pene es completamente funcional y puede producir placer en la mujer si tiene una longitud mínima de siete centímetros, en estado de erección.
- Un pene promedio, con erección, mide de 13 a 15 centímetros.
- El 80% de los hombres, en algún momento de su vida —o en varios— sufre de ansiedad al desempeño.
- El estrés y la ansiedad al desempeño están ligadas, en un alto porcentaje, a los casos de disfunción eréctil.
- Veinte millones de hombres en el mundo consumen viagra y sólo algunos, se atreven a decírselo a sus parejas.
- Ansiedad al desempeño: angustia y/o estrés que produce la proximidad de un encuentro sexual. Como consecuencia genera —casi siempre— un bloqueo físico y emocional de leve a intenso.

Algunas señales que pueden revelar
un problema en el terreno sexual

Es muy común que cuando nuestra pareja está pasando por un momento sexual complicado es evitar, a toda costa, la actividad sexual:

- Acostarse tarde/trabajar hasta tarde.
- Acostarse antes que tú.
- Invitar/salir con amigos y familiares —más de lo común.
- Salir más durante el día.
- Dolores de cabeza.
- Reducir considerablemente el tiempo de los preliminares.
- Enojarse por todo.

Date chance, si tu pareja cumple con muchos de estos síntomas, antes de enfrentarlo con: «Seguro andas con alguien más», contempla la posibilidad de que —de hecho— puede estar pasando por un momento sexual complicado. En general, a los hombres les cuesta mucho trabajo aceptar y asumir que algo no anda bien con su desempeño sexual.

Platica con él, pregúntale qué le pasa, hazle saber tu sentir y tu apoyo.

Qué no hacer

Algunas de las reacciones más comunes de nosotras las mujeres cuando nuestra pareja —no importa si es formal o casual— de pronto tiene algún problema de erección y/o de eyaculación precoz y no son las más adecuadas:

- Ser sexualmente más «agresivas». Nos ponemos más intensas y los buscamos más, lo que los hace sentirse exigidos y perpetua un círculo vicioso.
- Sentirnos 100% responsables del problema. Si estamos en pareja nos toca el 50%, ni más ni menos. No cargues con todo, dividido en pareja pesa menos y nos permite avanzar a mejor ritmo.
- Nos sentimos resentidas/rechazadas. Vivimos la negativa del encuentro sexual como un rechazo hacia nosotras, nos lo tomamos más personal de lo debido. Si bien sí es un rechazo, no es estrictamente con nosotras, es con la situación.
- Sentimos que el problema —físicamente— somos nosotras. Es decir, creemos que ya no les resultamos atractivas, que ya los prendemos, que subimos de peso, que la celulitis hizo de las suyas, que los pechos se me cayeron, etcétera. La realidad es que no tiene que ver con nada de lo anterior. De hecho, a veces les gustamos tanto, que justo por eso se ponen nerviosos y quieren dar el mejor performance de su vida y es lo que hace que no funcionen como regularmente funcionan.

Dato curioso: Muchas veces, el que mi pareja desarrolle un síntoma sexual como la disfunción eréctil o eyaculación precoz, puede ser porque le gusto demasiado o porque me ama sin control y no sabe cómo acomodar lo que está sintiendo. El encuentro sexual se vuelve tan intenso, que la única forma que halla es rechazando el encuentro, porque se vuelve amenazante tanta conexión.

Ahora, ¿cómo puedo apoyar a mi pareja?

Hay muchas formas de apoyarlo pero aquí tienes algunas que te podrán servir:

- Enfrentando el problema directamente. De pronto nos da miedo hablar del tema, cuando es evidente que algo está pasando. Se trata de agarrar al toro por los cuernos y platicar en pareja de lo que está sucediendo. Juntos es más fácil que puedan encontrar una solución viable.
- Aceptación positiva incondicional. En algunas ocasiones reaccionamos muy mal cuando nuestra pareja no logra una erección o tiene una eyaculación muy rápida. Hazle saber que lo aceptas y lo amas por quien es, independientemente de su desempeño sexual.
- Platiquen de las necesidades sexuales de ambos. Es necesario que se den permiso de hablar acerca de cómo están y qué necesitan. Lo que cada uno requiere es importante. Desde ese lugar, necesitan buscar acuerdos que les funcionen como pareja. Mejorar la comunicación, eso será de gran ayuda.
- Juegos eróticos (sin penetración). Algo que funciona muy bien, es bajar nuestras exigencias con respecto a lo que esperamos de la erección y la penetración. La erección es un invitado más a la fiesta, pero no es «el invitado de honor»; de tal forma que si no llega la fiesta sigue y si llega, también. No te presiones si no se presenta.

Es importante darnos permiso —ambos— de reencuadrar nuestra sexualidad. Vivimos una sexualidad muy *genitalizada,* cuando en realidad tenemos todo un cuerpo para sentir, si dejamos que todo nuestro placer y goce sexual dependa de una partecita de nuestro cuerpo —los genitales—, nuestra vivencia sexual va a estar muy pobre y limitada.

Síntomas sexuales femeninos más comunes

AHORA SÍ, HABLEMOS UN POCO DE ESOS MOMENTOS EN LOS que las cosas no funcionan como nos gustaría. Todas podemos pasar por un momento sexual así. Sin importar si tus síntomas llevan ahí toda la vida o unos cuantos meses o días, podemos aprender algo de ellos.

A mí, en lo personal, no me gusta hablar de patologías ni enfermedades. Yo creo y he visto que todo sirve; así que si tenemos un síntoma, busquemos el «para qué me sirve» no sólo el «porqué».

Juega mi juego y date permiso de preguntarte el para qué. Tal vez te sientes entumida sexualmente, ya fuiste al médico y no tienes nada, pregúntate: ¿Para qué estaré entumida?, de qué me servirá. Una paciente que acudió a mi consultorio, tenía algo parecido a esto y, justo el no sentir, la hacía estar segura, puesto que todas las mujeres de su familia —en algún momento de su vida— fueron violentadas sexualmente. No sentir, en su caso, era una forma de protegerse. Como si inconscientemente se dijera: «Si de cualquier manera voy a pasar por algo así, como toda mi familia, mejor no siento».

¿Ya me vas cachando la idea? Todos nuestros síntomas, independientemente de la causa orgánica, dicen algo de nosotras. Ahora sí, con esta premisa, conozcamos más acerca de estos síntomas y tomemos prestadas las definiciones de la Asociación Mexicana para la Salud Sexual (AMSSAC).

¿Qué características tienen estos síntomas?

Los más comunes:

- Son de naturaleza erótica. Es decir, son problemas relacionados con el deseo sexual, la excitación sexual y el orgasmo.
- Son molestos. Esto quiere decir que no nos gustan y afectan nuestra calidad de vida.
- Dan mucha lata. Son persistentes y se presentan durante un tiempo y por varias ocasiones.
- Vienen en paquete. Usualmente se presentan con diversas reacciones y pueden tener origen biológico, psicológico o cultural.

¿Qué tipo de síntomas sexuales existen?

Son cuatro básicos:
- Los que se meten con mi deseo sexual o *disfunciones del deseo.*
- Los que no me permiten o limitan mi capacidad de excitación o *disfunciones de la excitación.*
- Todo aquello que no me permite lograr o alcanzar un orgasmo: *disfunciones del orgasmo.*
- Todo lo que agarra parejo e impacta tanto en mi deseo como en la capacidad que tengo para excitarme

y en la obtención del orgasmo. Todo esto lo vamos a englobar en *otras disfunciones*.

¿Cómo se presentan estos síntomas?

Mis problemas con la sexualidad se pueden presentar desde el inicio de mi vida sexual y a esto se le conoce como una *disfunción primaria*. O bien, puede que nunca haya tenido ningún tipo de síntoma sexual, mi deseo, mi excitación y mis orgasmos estaban presentes y, de pronto, algo sucede y desarrollo uno o varios síntomas sexuales. Cuando sucede de esta forma le llamamos *disfunción secundaria*.

Los síntomas más comunes son:

- Bloqueando mi vida sexual desde todos los ángulos, o sea, da lo mismo sola —autoerotismo— que con mi pareja actual o con la anterior. A esto le llamamos *disfunción sexual global*.
- Bloqueando sólo una parte de mi experiencia sexual. Por ejemplo, nunca he alcanzado el orgasmo estando con alguien, pero no tengo problema para llegar a él si me masturbo. Esto se llama *disfunción parcial*.
- Bloqueando mi experiencia sexual de manera muy puntual. Por ejemplo, nunca había tenido problemas con mi sexualidad y desde que me casé, mi marido no se me antoja ni un poquito. Pero sí tengo deseo sexual hacia otros hombres y si me masturbo me satisfago. Esto se denomina: *disfunción selectiva*.

¿Cuáles pueden ser las causas?

Virtualmente cualquier cosa puede detonarnos un síntoma sexual. Desde algo orgánico como una enfermedad —problemas de tiroides, diabetes, hipertensión, etcétera— hasta algo psicológico —depresión, ansiedad, problemas de pareja, abuso sexual...—, pasando por cuestiones educativas —culpa, vergüenza, ignorancia y otras— y culturales.

En mi experiencia, la gran mayoría de las veces tienen causas mixtas. Es decir, se juntan el hambre con las ganas de comer: vengo de una familia muy conservadora, por lo que vivo mi sexualidad con culpa y nunca he visto mis genitales —ignorancia— porque siento que no es correcto mirarme desnuda en un espejo y estoy atravesando por una crisis de pareja.

Nos tendremos que ir dando chance de desenmarañar toda nuestra madeja emocional e ir poniendo cada cosa en su lugar para poder darle solución —por todos los frentes— a mi problema.

En el ideal de los casos, un tratamiento integral multidisciplinario donde el director de orquesta será sin duda un(a) sexólogo(a) o terapeuta sexual. Pero estaría bueno visitar al médico especialista, en ocasiones existen causas orgánicas muy específicas y ellos son los indicados para llevar a cabo el tratamiento.

Algo importante de mencionar es que hoy por hoy casi todo tiene solución. Pero incluso en casos muy específicos —generalmente de origen orgánico— donde no hay tanto que hacer a nivel médico, sí hay mucho que hacer en el área emocional para tener una mejor calidad de vida y una sexualidad plena y placentera.

¿Cuáles son las disfunciones del deseo en las mujeres?

Son aquellas que afectan nuestro apetito sexual. Puede pasar dos cosas con nuestro deseo:

- Que disminuya de manera importante y nuestras «ganas» se van al suelo. A esto le llamamos: *deseo sexual hipoactivo*.
- Que aumente de manera importante, cuando andamos «más calientes que el Sol» se le conoce como: *deseo sexual hiperactivo*.

1. **Deseo sexual hipoactivo**
En este caso, la mujer:

- Rara vez o nunca tiene ganas de un encuentro sexual.
- Rara vez o nunca fantasea o tiene pensamientos sexuales.
- Puede notar que sus «ganas» han ido disminuyendo a lo largo del tiempo.
- Prácticamente no inicia ni promueve ningún tipo de actividad sexual.

Cabe señalar que varias mujeres no disminuyen su frecuencia sexual, porque muchas de ellas, aunque no tengan ganas o sientan deseo, acceden al encuentro sexual.

2. **Deseo sexual hiperactivo**
Es el caso contrario al anterior, también se le conoce como conducta sexual compulsiva. En este caso el deseo sexual está tan elevado y es tan intenso que puede

interferir con las actividades cotidianas de la mujer que lo presenta. Lo más común es que:

- Constantemente sus pensamientos y sentimientos se ven invadidos por el deseo sexual.
- Las «ganas» son tan intensas que, muchas veces, necesita dejar de hacer lo que está haciendo para satisfacerse.
- Es algo incontrolable, siente que su deseo sexual es más fuerte que ella y que no puede postergar la satisfacción.
- No es capaz de parar, aunque esta conducta le pueda traer problemas laborales, sociales o de pareja.

¿Cuáles son las disfunciones de la excitación en las mujeres?

Existe una dificultad para tener una lubricación vaginal adecuada o cuando no logra sentirse excitada durante la actividad sexual.

1. **Excitación sexual femenina inhibida**
La excitación sexual femenina inhibida se presenta con:

- La vagina se lubrica poco o nada, lo que puede dificultar el encuentro sexual.
- No se logra excitar, es como si estuviera desconectada de las sensaciones corporales. También lo puede vivir como entumecimiento.

Estas dos dificultades pueden mezclarse. Por ejemplo, sí lubricar y no excitarse, no lubricar y sí excitarse, o no lubricar y no excitarse.

¿Cuáles son las disfunciones del orgasmo en las mujeres?

Consisten en experimentar dificultad para tener orgasmos. Tanto para que el cuerpo exprese las reacciones físicas del orgasmo como para sentir que se ha tenido un orgasmo. Como otras sintomatologías se puede presentar tanto en el autoerotismo —masturbación—, como en pareja o en ambas circunstancias. Este síntoma y el deseo sexual hipoactivo son los más frecuentes en las mujeres de todo el mundo, no solamente se da en las mexicanas.

1. **Anorgasmia femenina**
   Es cuando una mujer no logra, por más que lo intente, alcanzar un orgasmo. Le resulta muy difícil tanto en su respuesta física como en la sensación subjetiva. Estas dos dimensiones, la física —contracciones mioclónicas— y las sensaciones subjetivas —sensación subjetiva de placer— se ven alteradas y/o ausentes en la anorgasmia femenina.

2. **Insensibilidad orgásmica**
   En la anorgasmia, explicada anteriormente, la mujer no tiene las contracciones vaginales y no siente que tuvo un orgasmo. En este caso, la mujer sí siente las contracciones de su vagina pero no siente el placer del orgasmo, siente que no se vino —término utilizado para decir que alcanzó, o no, un orgasmo—, que no terminó.

3. **Preorgasmia femenina**
Es cuando la mujer se queda a un pasito de lograrlo o al menos tiene la sensación de que así es. Existe la impresión de bloqueo y frustración por sentir que se quedaron a tan poco de alcanzarlo.

¿Cuáles son otras disfunciones sexuales en las mujeres?

Existen otros tres problemas sexuales que pueden impedir que una mujer viva plenamente su respuesta sexual humana, es decir, su deseo, su excitación y su orgasmo. Son:

1. **Vaginismo**
El vaginismo surge:

- Cuando los músculos que rodean a la vagina, e incluso los músculos vaginales en sí mismos, se aprietan. Esta contracción no es voluntaria.
- Dificulta o imposibilita, según el grado de contracción, la introducción del pene, de un dedo o de cualquier instrumento o juguete sexual a la vagina.
- Tiende a haber angustia durante el encuentro sexual.
- Puede haber deseo, excitación e incluso orgasmo.

Esta es una causa frecuente de los matrimonios no consumados, y tiene solución.

2. **Dispareunia**
Dispareunia significa dolor. La mujer con este problema siente dolor físico en el área genital o sus alrededores, ya sea durante o después de la actividad sexual.

3. **Evitación fóbica de la respuesta erótica**

Hay un intenso malestar, angustia, sensación de dificultad para respirar, sudoración y otros síntomas, de leves
a intensos, cuando se acerca la posibilidad de tener un
encuentro sexual. Esto es independiente del amor y la
cercanía afectiva que sienta por su pareja sexual:

- Se siente angustia intensa, fuera de proporción, ante
la posibilidad de un encuentro erótico.
- No existe control voluntario sobre la respuesta de
angustia. No basta con que intente relajarse, va más
allá de ella.

¿Qué puede hacer una mujer con síntomas sexuales?

Las mujeres tenemos derecho a una vida sexual plena, satisfactoria, saludable y enriquecedora. Si tienes algún tema
y/o problema con tu sexualidad, busca ayuda profesional.

Los síntomas sexuales, en ocasiones,
dañan la salud integral de las mujeres.
Afectan su autoestima, provocan malestar
emocional, lastiman la vida de la pareja
e incluso de la familia. No hay razón para
dejar sin atender un problema sexual.

Tengamos síntomas sexuales o no, de lo que se trata es de
revisar cómo ando con respecto a mi sexualidad y ver qué
es lo que mejor funciona para mí —ya sea que actualmente

esté en pareja o soltera—. Si estás en pareja se trata de crear una visión en conjunto, de construir algo que nos funcione a los dos. Nunca debemos pensar que sólo nuestra visión es la correcta, debemos considerar y darle valor a lo que expresa nuestra pareja. No son competencias para ver quién de los dos tiene la razón.

Al vivir nuestra sexualidad, y sentirnos plenos, construimos un conjunto nuevo de herramientas que nos permiten sentirnos a gusto y en paz con nosotras mismas. Más allá de si está bien o mal, lo realmente importante es que eso que diseñamos nos funciona y nos hace estar en paz con nuestro deseo, excitación y orgasmos —si se presentan—. Yo creo que eso que nos une sexualmente, eso que compartimos, nos ayuda a crear algo que es tuyo, mío y nuestro, y que nos invita a vivir en paz y en armonía.

CAPÍTULO 4

Otros horizontes

Quiero que mi golondrina (vulva) se pose
en las hojas de la higuera (pene). Está tan
hambrienta que devorará tus dos higos.

ARISTÓFANES

Siempre he sospechado que las mujeres tienen fantasías
más ricas, más salvajes que las de los hombres.

HENRY MILLER

El material de caballeros en sugerentes poses que nos
inviten a fantasear sigue siendo escaso. Sin embargo,
las mujeres no pueden quejarse demasiado, porque
son muy pocas las que revelan sus preferencias
eróticas. Los hombres han inventado sus prototipos de
lujuria, el sexo femenino guarda un silencio culpable.

ROCÍO BARRIONUEVO

Nuevas formas de ligar

ESTE CAPÍTULO ESPERO LES SEA DE MUCHA AYUDA A TO-
das las mujeres que siguen solteras o las que ya han tenido un primero o segundo divorcio y se sienten listas
—y quieren— para aventarse al ruedo una vez más. Hay
todo un mundo nuevo de maneras de conocer pareja, de
romancear, de nuevos paradigmas en las relaciones de pareja. Si no estás informada de estas modalidades, lo voy a
decir sinceramente: te lo estás perdiendo.

La tecnología avanza y de algún modo
también cambia la forma que tenemos
de relacionarnos con los demás. Las
nuevas herramientas de comunicación
han ayudado a mantener otro nivel de
interacción y se ha visto que sirven para
establecer contacto con otras posibles
parejas. Hoy no sólo se pueden conocer
personas en un antro, también en la web,
en distintos portales serios y en agencias.

Ahora que tenemos distintas opciones, estaría coqueto abrir nuestro abanico de posibilidades y no limitarnos, claro, tomando precauciones y viendo si se trata de algo serio para proporcionar —o no— nuestros datos.

No sólo nos pasa a las mujeres, también hay muchos hombres que no saben cómo ligar, aunque tengan más de 30 o 40 años. Así que no te sientas sola, todas hemos pasado por ahí. Te invito a que dejes a un lado tus prejuicios y olvides eso de que «las mujeres que se respetan no salen con hombres que conocieron en una aplicación de su smartphone».

Tip: Si te funciona lo que has intentado para conocer a más personas y tener pareja, muy bien; pero si eres como yo y los canales convencionales no te están funcionando, llegó el momento de ampliar los horizontes y probar cosas diferentes.

Aquí te doy un listado de las más comunes formas de ligar:

Chats

Whatsapp: Aplicación de mensajería multiplataforma que te permite enviar y recibir mensajes sin pagar por SMS. Es la manera más común de ir entablando una relación con alguien que conociste en la red; antes de darle el sí para una cita presencial.

Skype: Software que permite comunicaciones de texto, voz y vídeo. El límite es tu imaginación, desde un lindo encuentro romántico hasta un encuentro sexual a la distancia, depende de lo que tú busques.

Videojuegos

World of Warcraft, comúnmente conocido como WoW, es un videojuego de rol multijugador —masivo— en línea. Fue el primero en su tipo y todo un *boom* en su momento.

Páginas especializadas

Meetic: Compró *match.com*, por lo cual resulta fiable debido a su antigüedad —puesto que fue el primer portal de citas por internet—. La idea es encontrar a alguien con gustos similares, tienen un servicio de pago que ofrece garantía, ya que si no encuentras el amor antes de un año, te devuelven tu dinero.

eDarling: Según su publicidad es la página para exigentes, ya que la idea es buscar relaciones estables y serias. De hecho, necesitas contestar un test de personalidad muy detallado para que puedan buscarte la opción más cercana a lo que buscas.

Badoo: Está enfocada en un público joven, la idea es hacer amigos o tener un encuentro esporádico, nada formal.

Redes sociales

Si bien no están pensadas como webs de ligue, para muchas personas funcionan como una buena plataforma para conocer gente y por qué no, tener algún tipo de relación o encuentro sexual. Las más comunes son: Facebook, Twitter, Instagram, Linkedin, Pinterest, Youtube y Google+.

Agencias de matchmaking

Empresas especializadas en el apoyo a la hora de encontrar a la pareja de tus sueños. Seis Grados, una de las más populares, es una agencia de encuentros inteligentes entre solteros exitosos.

Speed dates

Es un evento donde llega un número x de invitados y te sientan por parejas, frente a frente, para que platiques durante algunos minutos —siete minutos en promedio—. Vas platicando con todos, uno por uno, y al final del evento decides si quieres salir con alguno.

Para más información: www.speddatesclub.com

Apps

Son aplicaciones que puedes bajar en tu teléfono, las hay de muchos tipos pero las más utilizadas son:

- **Tinder**: Sólo desliza el dedo sobre tu smartphone a la derecha, si la persona que estás viendo te gustó, y hacia la izquierda si no te interesó. Si ambos coinciden, te avisa y se abre un chat para que puedan platicar. Esta aplicación fue la primera y se estima que hoy tiene alrededor de cincuenta millones de usuarios activos.

- **Happn**: La premisa está linda, cuántas veces te has cruzado con alguien súper interesante y tú ni en cuenta. Así que, cuando encuentras un perfil que te gusta, puedes checar cuántas veces se han cruzado. Si le das «like» y esa persona hace lo mismo con tu perfil, podrán entablar una conversación y ver qué pasa.
- **LOVOO**: Se destaca por su cuidada seguridad y privacidad, ya que tienen un sistema de verificación para que estés segura de que el hombre con el que estás platicando es realmente quien dice ser.
- **Down**: Esta aplicación es para quien quiere un encuentro sexual sin tantas vueltas. Utiliza los datos de Facebook; sólo necesitas seleccionar quién te gusta y si hay compatibilidad se abrirá una ventana de chat y ¡listo! Ambos saben para qué se están buscando.
- **Adopta Un Chico**: Aquí las mujeres adoptamos un papel protagónico puesto que es una aplicación centrada en nosotras. Puedes elegir entre los chicos registrados, el que más te guste, vienen sus gustos, humor, hábitos y localización. ¡Puedes adoptar al que más te guste!

Estas son las más famosas en este momento, seguramente irán cambiando. Aquí lo importante no es ver si está bien o mal para los demás, sino para mí. Y abrir un abanico de posibilidades; no centrarnos en un modelo o un estereotipo de pareja, porque lo único que conseguiremos será quedarnos un viernes en la noche a ver películas, beber cerveza, comer palomitas y hacerle arrumacos a nuestro perro o gato. Por ahí no va el asunto.

Si queremos tener una pareja diferente
necesitamos cambiar de actitud y
estar abiertas a que no siempre el
modelo de pareja que anhelamos
llegará de acuerdo al trazo que hemos
imaginado desde la adolescencia.

Juguetes sexuales

TODO ESTE CAPÍTULO SE TRATA DE CONOCER UN MUNDO más amplio al que vemos. Los juguetes sexuales son una forma más de vivir, ejercer y disfrutar de la sexualidad. No son lo único ni lo mejor que hay, sólo una opción más. ¿Si los niños tienen juguetes por qué los adultos no deberíamos tenerlos?

Mi especialidad son los juguetes sexuales. Mi tesis de maestría es un estudio exploratorio sobre el uso de juguetes sexuales en las mujeres.

Los juguetes sexuales se podrían llamar aditamentos, complementos y un sinfín de nombres; los llamamos juguetes porque queremos recuperar la parte lúdica de la sexualidad. En ocasiones nos tomamos tan en serio la sexualidad y la abordamos con una solemnidad, que en vez de ser un acto divertido y relajado, se vuelve un momento tieso, rígido y desangelado.

A mí, en ocasiones, me han criticado porque hablo de la sexualidad de una manera relajada, sin tanta formalidad. Hay personas que les molesta eso y, en cambio, hay a quienes les gusta esa soltura, ese desparpajo.

En el ideal de los casos la sexualidad
es un juego. Se trata de pasarla

bien. Es para conocerme y conocer a
mi pareja, para tener un momento
de conexión con la otra persona. Los
juguetes sexuales me recuerdan esa
parte divertida y jocosa. Es divertido
soltarnos el chongo y restarle solemnidad
a la sexualidad. ¡Te invito a probarlo!

Los juguetes sexuales son un pretexto para jugar, para descubrir el lado divertido y dar rienda suelta a nuestra creatividad.

Entre los principales juguetes sexuales destacan:

Vibrador

Es el rey de los juguetes sexuales. Puede
tener cualquier forma, no necesariamente
fálica —como creemos—. Su principal
función es vibrar, así que lo podemos utilizar en cualquier parte del cuerpo; no
es para uso exclusivo de los genitales.

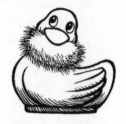

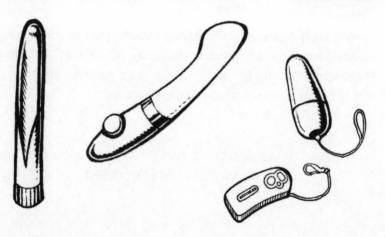

Anillo vibrador

La tarea del anillo es ayudar a mantener la erección por más tiempo,
no deja que la sangre se regrese,
por lo que no es recomendable
utilizarlo por más de 20 minutos de
corrido. Se coloca en la base del pene.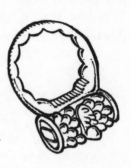
Si escogen uno que además tenga vi-
brador, al momento de la penetración,
estimulará el clítoris de la mujer.

Lubricantes

Los hay de todos los tipos: que enfrían, que calientan, que
dan toques, con sabores y con olores.

Son un elemento básico cuando hablamos de juguetes
sexuales, siempre que usemos alguno, el uso del lubricante
se vuelve indispensable.

Bolas chinas

También se les conoce como bolas Ben Wa.
Sirven para tonificar los músculos vaginales y poder tener un mejor control de tu
plataforma orgásmica. Simplemente las
introduces en la vagina y aprietas para
que no se caigan, tienen unas pesitas
adentro que al momento de pararte
—la gravedad hace de las suyas— lo
difícil ¡será mantenerlas adentro!

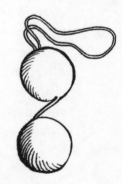

Tener unos músculos vaginales en forma también funciona cuando todavía no has tenido hijos y quieres tenerlos por parto natural, te ayudarán a hacer tu parto mucho más llevadero y fácil. De igual manera, si ya tuviste hijos, puedes recuperar el tono muscular con estos sencillos ejercicios.

Dato curioso: En México, las mujeres que pueden apretar fuertemente sus músculos vaginales, se dice que tienen «perrito». Esta práctica es ancestral, la leyenda cuenta que las Geishas se colocaban aparentemente inmóviles encima de un hombre y podían estar masajeando su pene, sólo moviendo a voluntad los músculos vaginales. A esta práctica también se le conoce como «beso de Singapur» y los franceses la llaman *pompoir,* que en francés sería algo así como «chupadora». Ahora lo sabes, ponte a practicar y sorprende a tu pareja con este nuevo truco.

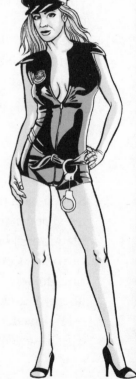

Kit sadomasoquista

Si quieres probar algo muy al estilo *50 sombras de Grey* esto es lo básico que necesitas. Unas nalgaditas de cuando en cuando no nos sientan mal a nadie. Si nunca has probado algo así, date permiso de experimentar algo diferente, no tienes que hacer los grandes cambios en tu vida sexual para darle un giro e inyectarle frescura a la relación.

Lencería y disfraces

Le dan un saborcito diferente al encuentro, nos permiten jugar y actuar
de formas que —probablemente—
de otra manera no nos atreveríamos.
Experimenta con diferentes facetas de
tu personalidad, se vale ser la inocente
«Lolita» para luego caer en el papel de
la dominatrix. Cada personaje
tiene su encanto.

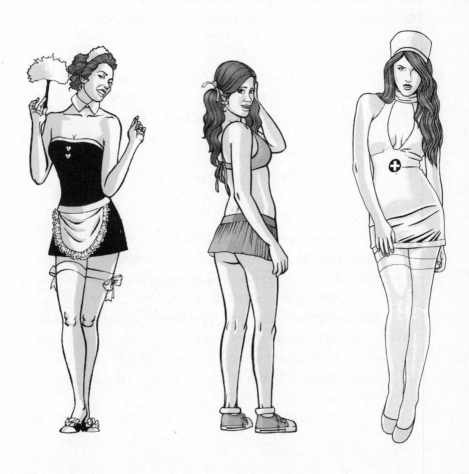

Diferentes formas de estar en pareja

EN ESTA PARTE DEL LIBRO TRATARÉ DE ABORDAR OTROS PA-noramas. A mí, en lo personal, me gusta que la gente que viene a mi consultorio sepa que existen otras opciones y que si existe duda de parte de ellos, puedan abrirse hacia otras posibilidades y no se cierren a una sola cosa.

> Vivimos las relaciones de pareja con roles estereotipados. Pocas veces nos atrevemos a cuestionar lo que está establecido, lo aprobado por todos y, lo más importante, si ese rol nos hace sentir satisfechas a nosotras.

Hay mucha presión social y familiar para estar en pareja. Y, hay que decirlo, no todas se sienten cómodas viviendo en pareja; estar en pareja es una elección personal, se vale elegir la soltería o el modelo de pareja que mejor me funcione. Por ejemplo, conozco parejas que tienen más de diez años juntos y cada quien vive en su casa, son felices, la pasan bien así y no tienen ganas de casarse ni de tener hijos. Simplemente es una forma distinta de estar en pareja, y es muy respetable.

Yo, por ejemplo, para mucha gente soy rara, porque soy un tanto frontal para los temas sexuales y hablo sin tapujos de la sexualidad y de mi vida sexual. No obstante, para muchos de mis colegas sexólogos soy aburrida porque soy heterosexual, tengo una pareja estable, sí me casé —por lo civil, por la iglesia católica y por un ritual de constelaciones familiares— y hoy por hoy estamos en la disyuntiva de si tener hijos o esperarnos un poco más: sopesando opciones y posibilidades.

> Todos —en el ideal de los casos— necesitamos definir si queremos pareja y qué tipo de relación queremos en la vida, siempre y cuando vaya de acuerdo a nuestra forma de pensar y a la forma de ejercer nuestra sexualidad, y no a estándares establecidos por la sociedad.

Así que vámonos por pasos. Empecemos por definir: ¿qué es una pareja? Es una relación erótico-afectiva entre dos personas que comparten un vínculo especial con características propias y personales.

Algunos tipos de parejas distintos a los que conocemos son:

1. Juntos pero no revueltos: Son pareja y se sienten comprometidos el uno con el otro. Cada quien vive en su casa; en general, la exclusividad sexual es importante para ellos.
2. Unión libre: Viven juntos. No creen en el papel. No le ven sentido a firmar un contrato, sienten que el

amor tiene que ser libre y que eso es lo que hace que la relación funcione. Mientras exista amor hay relación. En general, la exclusividad sexual es importante para ellos.

3. Relación abierta: No importa qué tipo de relación tengan —unión libre, juntos pero no revueltos o casados—, lo que importa aquí es que no hay exclusividad sexual. Ambas partes acuerdan tener permiso para tener relaciones sexuales fuera de la pareja, sin considerar esto como una infidelidad sexual.

Si estás pensando en tener una relación abierta, aquí algunos pasos que te pueden servir.

Las cartas sobre la mesa

Si la idea te ha estado rondando, primero siéntate con tu pareja y platícale tus inquietudes: sé muy honesta con respecto a tus emociones y pensamientos. Si es algo que los dos quieren intentar, podrán dar el siguiente paso. Si no, necesitarán encontrar otra forma de cubrir esa necesidad, pero no por medio de una relación abierta.

Reglas

Cada pareja tiene sus propias reglas y varían de pareja a pareja. Es importante que las tengan claras. Cuando tengan claro que sí quieren intentarlo, necesitarán hacer una lista con los límites que necesita cada uno y con los cuales se sienten cómodos. Platíquenlo, necesitan escuchar las necesidades del otro sin olvidar las propias.

Comunicación

Llegó el momento de acordar las reglas que platicaron previamente. Es una etapa para platicar y platicar, y platicar.

Aquí algunas de las reglas más comunes que las personas que se encuentran en una relación abierta deciden tener:

- Siempre practica sexo seguro.
- Nada de sexo con amigos en común.
- Los encuentros sexuales no deben interferir con las costumbres o planes de la pareja.
- El sexo sólo se permite cuando uno de ustedes está fuera de la ciudad.
- El sexo con alguien más sólo se permite cuando tu pareja aceptó con anticipación.
- El sexo sólo se permite si ambos participan.
- No se permite tener sexo con alguien, fuera de la pareja, en la casa.
- El sexo se permite en la casa, pero no en la habitación.

Habla con sinceridad

Si de pronto las reglas que establecieron no te están funcionando o el hecho de abrirse a nuevos horizontes no está funcionando para ti, ¡habla! La idea es que ambos estén satisfechos con la relación que tienen, así que con todo y el miedo atrévete a platicar acerca de lo que no está funcionando o no te está gustando.

Límites

Antes de preguntarle algo a tu pareja, date chance de observar si realmente lo quieres saber. A veces preguntamos con ganas de no saber. Así que, cuando se trate de preguntar por los eventos sexuales de tu pareja, primero pregúntate si realmente quieres saber todos los detalles o sólo algunos.

Paso a pasito

No quieras correr antes de caminar. Dense tiempo después de cada experiencia para ver cómo andan y qué necesitan, platiquen las cosas y vean si el acuerdo sigue en pie. Se trata de ser honestos el uno con el otro, no guardar resentimientos e irlos acumulando como si cada uno de ustedes fuera un jarrito de Tlaquepaque: se llena de rencor hasta que no aguanta más y se estrella.

Swingers

Incluye un amplio rango de actividades sexuales que pueden ser realizadas entre parejas, en un mismo local —como clubes especializados— o en algún inmueble en particular. Es un estilo de vida, donde el intercambio de pareja es la base. Una de las reglas básicas de los *swinger* tiene que ver con la relación sexual, pero no con el amor; porque si se enamora de alguien estaría siendo infiel a su pareja.

Poliamor

Es la capacidad de tener una relación erótico-afectiva con más de una persona al mismo tiempo y que todos sepan. Lo que quiere decir que tienen más de una relación de pareja al mismo tiempo, pero todos están enterados y de acuerdo. No se trata de acostarse con más de uno al mismo tiempo, se trata de amar a varios al mismo tiempo. Ellos sienten que el amor es infinito, no tiene por qué estar limitado; aunque sí hay algunos casos donde existe un «amor principal» y otros «satélite» o «de menor jerarquía».

El poliamor no es una moda, tampoco una forma de aniquilar la monogamia, es simplemente una opción más de vida. Nació en Estados Unidos, se instaló en Canadá y Alemania, y hoy algunos latinoamericanos también la adoptan. Incluso en Facebook la página «Comunidad Poliamorosa» habla de la forma de vida de estas personas. Con más de 26 000 seguidores, el espacio promueve este tipo de vínculos, al argumentar que sus relaciones se construyen sobre valores como la confianza, la lealtad, la comprensión y la equidad. Para una persona poliamorosa no existe el significado de la palabra celos.

Una de mis mejores amigas de la universidad es bisexual y es poliamorosa. No está casada, vive con una pareja hombre y una pareja mujer en la misma casa y son felices.

Tríos, orgías y más

Los tríos pueden ser entre dos desconocidos y yo o mi pareja conmigo y un(a) desconocido(a) o durante una orgía (cuatro integrantes o más). Un trío tiene que ver con tres involucrados, con las variantes que quieras: tres mujeres, tres hombres, dos hombres y una mujer, dos mujeres y un hombre, y este intercambio sexual entre tres personas.

A partir de cuatro personas involucradas sexualmente, ya se denomina orgía. Es la capacidad de relacionarnos sexualmente con muchas personas y disfrutar de esta bacanal o de este encuentro tumultuoso.

Es muy soberbio decir que sólo nuestra
forma de vivir la sexualidad es la
que funciona, hay muchas más.

DINK

Las parejas Dinks, *double-income; no kids* (sueldo doble sin hijos), son las parejas que están a la alza. Las parejas Dinks antes eran las parejas homosexuales porque el estereotipo de pareja gay eran dos hombres o dos mujeres con buenos trabajos, sin hijos, con un estilo de vida alto porque si hay un doble ingreso y sin hijos todo se va en tener una mejor casa, un mejor coche, salir a comer y a cenar. Sin embargo, es una tendencia que está cada vez más presente en parejas heterosexuales.

Así como también hoy existen muchas parejas homosexuales que tienen hijos, que adoptan, y entonces ya no aplica.

Las parejas Dinks responden a muchas necesidades pero las preguntas importantes son: ¿quiero o no tener hijos?, y ¿para qué quiero tenerlos?

Yo escucho a muchas mujeres que dicen que van a tener un hijo para no estar solas, para que les haga compañía. En mi escala de valores, a mi me parece que si lo que quieres es sentirte acompañada y que haya alguien en casa cuando llegas, cómprate un perro o la mascota que más te guste.

....

TAREA: *Te invito a revisar cómo andas en el tema «mamá». Si lo que quieres es quitarte la soledad, primero aprende a estar contigo. Si no sabes cómo y no le hayas ni pies ni cabeza a tu sensación, ve a terapia y busca qué está sucediendo contigo y la soledad.*

Comunidad LGBTTTI

LAS SIGLAS LGBTTTI REPRESENTAN LA AGRUPACIÓN FOR-
mada por lesbianas, gays, bisexuales, travestis, transexuales, transgénero e intersexuales. También es conside-
rado correcto referirnos a toda la comunidad únicamente
como LGBT, pero son importantes todas las siglas.

La manera en la que cada uno de nosotros vivimos nuestra vida nada tiene que ver con nuestra condición sexual,
pero sí con nuestras creencias, la educación que recibimos
y el contexto en el que crecimos.

Quienes forman la comunidad LGBTTTI tienen preferencias sexuales específicas, que se diferencian de las prácticas heterosexuales; de tal manera que podemos definir a
sus miembros de la siguiente manera:

- Lesbianas son las mujeres homosexuales, mujeres
  atraídas erótica y afectivamente por su mismo género.
- Los gays son hombres homosexuales, hombres atraídos erótica y afectivamente por su mismo género.
- Bisexuales son quienes se sienten atraídos erótica y
  afectivamente por ambos géneros.
- Travestis son las personas que disfrutan vestirse y/o
  utilizar accesorios estereotípicos del género contrario
  al que pertenecen. No forzosamente son homosexua-

les, una gran mayoría de hombres que disfrutan de esta práctica son heterosexuales.

- Los transexuales se identifican con el género opuesto a su sexo biológico. Tienen la convicción de pertenecer al género contrario: «soy un hombre en el cuerpo de una mujer o una mujer en el cuerpo de un hombre», según sea el caso.

- Los transgénero no se identifican con las identidades de género binarias —hombre/mujer—. Tienen una forma de expresar su identidad de género que no corresponde con los que la sociedad le ha asignado a su sexo biológico.

- Los intersexuales son personas que poseen características biológicas de ambos sexos, en grado variable. Puede ser que tengan órganos sexuales internos masculinos y externos femeninos, o viceversa.

La conformación de lo que hoy se conoce como comunidad LGBTTTI intenta incluir a la mayoría para que con base en el derecho de igualdad, todos puedan estar dentro del marco social y ser reconocidos.

Si algo de lo leído anteriormente te está haciendo ruido, recordemos el paso uno del libro, donde hablamos de quién me gusta, quién soy y qué me gusta. Y recuerda que: mis prácticas sexuales no determinan mi preferencia genérica. Más allá de cualquier preferencia es significativo entender, cuestionarnos esta búsqueda y necesidad de encasillarnos en: hetero, lesbianas, gays, transexuales, etcétera.

Se vale enjuiciar, todos lo hacemos, pero lo que también se vale es no comprarnos nuestros juicios sin ningún tipo de filtro. Hay muchas parejas que funcionan donde él o ella siempre tienen un amante, amante en la acepción común, donde el «cuerneado» no sabe, y es un juego que los tres juegan: el juego de que yo no lo digo y tú juegas a que no lo sabes y nos funciona a los tres. Y también se vale. Es una forma más de funcionar en pareja.

Hay mil maneras de funcionar y ninguna es la correcta o la incorrecta. Se trata de ir buscando cuál es la forma en la que me siento en paz conmigo misma, está bien para mí y vivo a gusto con mis decisiones.

Estereotipos sexuales

LOS ESTEREOTIPOS SON CREENCIAS GENERALMENTE ACEPTA-
das y poco cuestionadas que reflejan cómo los hombres y
las mujeres debemos expresar nuestra sexualidad.

Como mujeres, existen miles de estereotipos sexuales;
aquí pondré sólo algunos que, me parece, pueden resultar
interesantes y que pueden estar limitando tu experiencia sexual o impactando de alguna manera en el desarrollo pleno
de tu vida sexual.

PANK

Lo curioso del encasillamiento es que nos lo hemos hecho las
propias mujeres al sentir y comprarnos la idea de que tenemos que desempeñar a la perfección varios roles: hija, profesionista, esposa, ama de casa, mamá. En este caso, la elección
es no tener hijos, ser profesionista y avanzar en el trabajo y
suplir la maternidad con los hijos de nuestros hermanos y
hermanas. En pocas palabras, la tía consentidora, soltera, sin
compromiso y con poder adquisitivo; tiene largas jornadas
laborales y está metida en uno y mil proyectos a la vez que
le generan una fuente de ingreso.

Las PANKS (*Professional aunt no kids*), tías profesionales sin hijos, hacen todo por su trabajo y muchos de sus ingresos están destinados a consentir a sus sobrinos. Si tienes o tuviste una tía así cerca de ti, ya la hiciste en la vida, sabes de lo que estoy hablando: sabrá volcar en ti todo su amor y cariño. Por ahí dicen que una tía hace o puede hacer algunas veces de una segunda madre, pero divertida y consentidora. Si tienes algo de PANK, sabes que es cierto.

Las PANKS son unas consumidoras en potencia, gastan y gastan en sus adorados sobrinos y en ellas mismas. Son de gran ayuda, cuando la mamá está ocupada puede pedirle a la tía que pase momentos divertidos con sus hijos, que seguramente ella disfrutará también. Las PANKS saben, a veces antes que los niños, qué películas están por estrenarse y las fechas y horarios de los espectáculos para niños.

AMA DE CASA ABNEGADA

Son estas mujeres que siguen estando de acuerdo o les sigue funcionando el rol tradicional y muy estereotipado de cómo se cree que deberían de ser las mujeres. Son señoras que se quedan en su casa, no trabajan, están a las ordenes o supeditadas a los maridos; ellas son las que educan a los hijos o hijas.

Pareciera que no tienen voz y voto y que acatan todo lo que el marido les dice sin chistar, la realidad es que también obtienen ganancias tomando este papel. Ser la buena de la historia tiene grandes beneficios.

EXITOSA, PERO SOLA

Tienden a ser mujeres directoras de compañías muy exitosas, poseen un alto nivel de vida y poder adquisitivo. Ellas sienten que el costo de su éxito es la soledad. Sienten que ningún hombre puede estar con una mujer como ellas porque no tolerarían su éxito. Muchas de ellas piensan que los hombres se asustan ante la posibilidad de estar con una mujer así: fuerte, segura de sí misma y autosuficiente.

Aquí interviene el rol de los hombres, quienes tradicionalmente han sido los proveedores de la casa, de la familia. Cuando ellas deciden seguir trabajando a ese ritmo y conocen a un hombre que les entusiasma como pareja y se animan a darle una oportunidad, muchas de ellas sienten que no se valoran porque se fijaron en alguien que no es de su mismo nivel económico y/o profesional.

¿QUÉ HACER CON LOS ESTEREOTIPOS?

Obsérvalos. Notar en dónde estoy y qué tan casada me siento con ellos. Todos, de una u otra forma, tenemos ideas preconcebidas acerca de cómo deberíamos ser y qué tipo de relación queremos, el problema está en no cuestionarnos y comprarnos nuestras ideas sin siquiera darles el beneficio de la duda.

Por ejemplo, uno de los estereotipos más comunes es que nuestra pareja tiene que ser nuestro todo, queremos que sea:

- Confidente.
- Amigo.
- Amante.
- Papá de nuestros hijos.
- Tierno.
- Cariñoso.
- Salvaje en la cama.
- Adivino.
- Protector.

¿Notas algo? ¡Es demasiado pedir para una sola persona! Imagina que ellos hagan lo mismo contigo, es mucha carga. No estoy diciendo que no pueda tener muchas de las características, pero —en el ideal de los casos— estaría chido tener una red de apoyo y poder cubrir nuestras necesidades de diferentes maneras. Si no, lo que termina pasando es que si mi pareja está en crisis y en estos momentos no puede estar para mí, como es mi mundo entero y más, me desmorono junto con él.

Otro error común que cometemos cuando estamos en pareja es que dejamos de frecuentar a nuestros amigos, en parte por lo que menciono en el párrafo anterior, sentimos que nuestra pareja es la responsable de cubrir todas nuestras necesidades —incluida la de amistad—. Nuestra vida no se termina por vivir en pareja, es importante seguir siendo una persona completa, tener actividades juntos e individuales, como mis pasatiempos. Es normal que nuestra rutina cambie cuando estamos en pareja, el cambio no necesita ser tan drástico. Luego ocurre que terminamos con esa relación y nos sentimos aisladas, solas, sin amigas ni amigos porque durante todo el tiempo que duró nuestro noviazgo nunca los vimos.

Tip: La pareja es importante en nuestra vida pero no es lo único. Nuestro mundo no debe girar exclusivamente alrededor de ella. Nosotras necesitamos hacernos cargo de nuestras necesidades, de ampliar nuestro mundo y no limitarnos a la relación de pareja ni creer que por estar con él todo se solucionará.

Normalidad en la sexualidad

MEDIDA ESTADÍSTICA

LO PRIMERO QUE LA GENTE ME PREGUNTA CUANDO LLEGA A consulta o cuando salgo en la televisión, o me ven en un taller es: «¿Es bueno que...?, ¿es real que...?, ¿es verdad que...?». Todas sus preguntas comienzan por cualquiera de estas tres acepciones que básicamente son lo mismo: saber si esto que hago o esto que pasa conmigo o esto que me gusta es normal.

La normalidad en la sexualidad no existe como tal, la norma es una medida estadística, es lo que se repite más.

Hace muchos años, cuando empezaban las enfermedades, la normalidad era estar sano, no tener ninguna enfermedad. Por lo tanto, lo anormal era estar enfermo. Con el tiempo, la enfermedad se convirtió en sinónimo de algo malo, y así anormal era sinónimo de malo.

Todos estos conceptos o significados que le damos a las palabras lo hemos venido cargando a lo largo de la historia y entonces caemos en que lo normal es lo que más se repite, por ejemplo, ser heterosexual. La mayoría somos heterosexuales y las personas de la comunidad LGBTTTI son minoría, por lo tanto anormales, por lo tanto «malos». Y como todo lo que se sale de la norma nos asusta, he ahí por qué muchas veces los rechazamos o estigmatizamos.

Los sexólogos intentamos no usar el término «normal» y «anormal». Porque no se pueden emitir juicios de algo bueno o malo. La sexualidad es tan diversa, tan amplia y tan respetable para cada persona, que no podemos calificar de esa manera el comportamiento sexual tanto de hombres como de mujeres. Lo que sí podemos y es válido decir es que hay comportamientos, preferencias, experiencias más o menos comunes.

En la sexualidad hay prácticas que son más comunes o prácticas que son menos comunes, pero no son ni buenas ni malas.

A muchas personas les obsesiona el aspecto de la normalidad. Lo que hace la mayoría, lo que se acostumbra hacer. Y a veces no nos ponemos a pensar en lo que realmente queremos nosotras: en qué nos hace sentir bien, gozar, estar en pareja o no, y algunas otras variantes que se han ido mencionando a lo largo de estas páginas.

En las relaciones sexuales todo se vale mientras él, la o los que estén involucrados sean mayores de edad y estén de acuerdo. Fuera de eso, todo se vale.

EXPRESIONES COMPORTAMENTALES
DE LA SEXUALIDAD

Las expresiones comportamentales de la sexualidad, también conocidas como parafilias, «filia» significa gusto y «para» aparte o lateral o al lado de lo que me debería de gustar.

Antes, a las parafilias, se les llamaba desviaciones. Luego se cambió el nombre a parafilias, que es el gusto por algo distinto. No quiere decir que esté mal sino que por una cuestión discriminatoria y por no tolerar lo diferente, relacionamos las parafilias con algo negativo.

El Instituto Mexicano de Sexología (IMESEX) propuso la denominación general «expresiones comportamentales de la sexualidad», cuando las prácticas sexuales son diferentes al coito tradicional. Bajo este rubro se ubican masturbación, fetichismo, masoquismo, sadismo e incluso castidad, entre otras. A mí me gusta más el término expresiones comportamentales de la sexualidad y, aunque es un término más largo, es mucho más descriptivo y menos valorativo.

Casi todas las expresiones comportamentales de la sexualidad están presentes en todos los humanos, por lo menos a niveles no eróticos. A esta conclusión llegaron los sexólogos Juan Luis Álvarez-Gayou y Paulina Millán, tras realizar un estudio titulado: «Desviados, perversos o diversos».

Al respecto, el doctor Álvarez-Gayou, director del IMESEX, advierte que: «Decirle a una persona que tiene una perversión o desviación es equivalente a 'muérete, no sirves o eres una porquería', pues tales calificativos conllevan condena implícita a los comportamientos sexuales distintos».

Como parte del estudio se diseñó un «expresiograma», es decir, una tabla que enlista 27 comportamientos sexuales, los cuales se examinaron, tanto en el área erótica como no erótica, en 271 personas de distintos estados de la República Mexicana, cuyas edades se ubicaron entre los 25 y los 30 años.

Cada expresión comportamental de la sexualidad, en el área no erótica, se clasificó en inexistente, mínima y acentuada; y en esta dimensión forman parte de la naturaleza humana. Por ejemplo, el doctor Álvarez-Gayou explica que la mayoría de nosotros tenemos mascotas en casa y sentimos cariño hacia ellas, lo que corresponde a la zoofilia, desde luego, no erótica.

Lo mismo aplica para quienes les gustan los niños, pues el simple hecho de quererlos ya convierte a un individuo en paidófilo. O si le atrae la muerte y le hace culto, sería necrófilo. Y así sucesivamente con las demás expresiones. ¿Acaso ello te convierte en enfermo?, por supuesto que no. Claro está, es importante recalcar, que este gusto o satisfacción, en grado no erótico, no conlleva a la aparición de respuesta sexual.

Por el contrario, las manifestaciones eróticas se caracterizan por la búsqueda de excitación sexual y/u obtención de un orgasmo. En la investigación efectuada en el IMESEX se proponen cinco posibilidades:

- Fantasía: Sólo existe en la mente, pero es capaz de provocar el máximo placer sexual.
- Mínima erótica: Cuando de manera esporádica se realizan prácticas eróticas distintas a las habituales.
- Preferente: Si tiene mayor gusto por alguna práctica que le haga alcanzar el clímax.
- Predominante: Si ocho de cada diez veces se excita y experimenta orgasmos mediante determinado comportamiento sexual.

- Exclusivo: Es cuando sólo por una práctica logra excitación y orgasmo.

Este último nivel sería el que más se acerca al prototipo de las «desviaciones» o «perversiones», y que en la actualidad es lo más cercano a las parafilias.

Los prejuicios

Es importante señalar que todos tenemos prejuicios. ¿De dónde vienen? En el caso de la sexualidad, muchos de ellos los adoptamos de la ideología judeocristiana que vincula fuertemente a la sexualidad con reproducción. Por lo que cualquier práctica que me produzca placer y en donde disfrute, para efectos prácticos, la consideraremos «pecado» y es así como muchas de nosotras venimos arrastrando culpas y desarrollando síntomas sexuales. Muchos de los conceptos estigmatizantes de la sexualidad vienen de aquí.

La moral es un conjunto de reglas y normas que califican lo que es correcto y lo separan de lo que no lo es. Estas reglas y normas son útiles y necesarias puesto que nos permiten convivir en sociedad, el problema es cuando se exageran o se vuelven muy rígidas y nos encasillan en términos como «perversa», «corrupta», «sucia» o «depravada». El tema con las parafilias es que las seguimos viendo como «desviaciones» puesto que nos separan, en muchos momentos de la norma y terminamos siendo calificadas de inmorales o pecaminosas.

Por lo tanto, olvidémonos del término parafilia y adoptemos las expresiones como parte de nosotros, porque cuando se trata de la sexualidad humana la diversidad de gustos es gigante.

Para que te puedas dar una idea básica de la variedad de expresiones que existen, te paso al costo las 27 expresiones comportamentales de la sexualidad más comunes, según Juan Luis Álvarez-Gayou:

- Relación a primera vista: Gusto por tener encuentros eróticos con desconocidos por la sensación de «amor a primera vista».
- Sadismo: Agrado por infligir dolor físico, someter, vejar o hacer que otros dependan de ti. Una nalgadita de cuando en cuando, no le hace daño a nadie.
- Masoquismo: Se goza con el dolor físico, sumisión y vejación. ¿Te gustó las *50 sombras de Grey*? Llevas una masoquista por dentro.
- Paidofilia: Atracción hacia menores de edad y/o personas considerablemente más jóvenes que tú —15 años aproximadamente—. Si te gustan los jovencitos eres todo una *cougar*.
- Logofilia: Gusto por leer. ¿Literatura erótica te suena?
- Iconofilia: Satisfacción al ver fotografías o películas. ¿Alguna vez has visto porno? Tienes algo de esto.
- Linguofilia: Deleite por hablar. Se valen desde gemidos hasta *dirty talk*, todo es bienvenido.
- Gerontofilia: Cuando te atraen personas ancianas y/o personas considerablemente mayores que tú (15 años mayor aproximadamente). Yo confieso que soy de éstas, ¡me encantan los hombres canosos!
- Zoofilia: Gusto por los animales. ¿Sabías que en grado erótico, una de las prácticas zoofílicas más comunes en mujeres es con gatos? Si te da curiosidad, la próxima vez que estés con un gato deja que te lama y

siente la textura de su lengua. Imagina esa sensación en tus genitales. ¡Muchas lo aman!

- Masturbación: Obtención de placer al acariciar tu propio cuerpo. ¿Te la tengo que explicar?
- Fetichismo. Satisfacción al obtener objetos o prendas representativos de otras personas. Ponerte la camisa de tu novio entra aquí.
- Necrofilia: Agrado por lo que no tiene vida o la muerte en sí. Los mexicanos tenemos mucho de necrofílicos, empezando por el 2 de noviembre.
- Fobofilia: Placer por el peligro y temor. Tener un encuentro sexual en algún lugar prohibido, como un avión.
- Exhibicionismo: Gozo al mostrarse a otros. ¿Te gustan los escotes o las minifaldas? Algo tienes de exhibicionista.
- Escoptofilia: Agrado por ver cuerpos y/o expresiones amorosas de los demás. ¿Eres medio voyeur? Entonces eres de las mías.
- Polirelación: Gusto por relacionarse con varias personas simultáneamente. Ya hablamos de ella, te recuerdo: capacidad de enamorarme de más de una persona al mismo tiempo y que todos sepan.
- Tribofilia activa: Te complace tocar o acariciar a otra persona. Qué buena manera de demostrar el cariño, el amor y, cómo no, el placer.
- Tribofilia pasiva: Se siente atracción por recibir caricias de otras personas. ¿Es rico, no? Además de necesario para la sobrevivencia; niño que no es acariciado de bebé, niño que se muere.
- Intercambio de pareja: Cuando satisface compartir a la pareja. Los *swingers* entran en esta categoría. Si alguna vez has fantaseado con un trío, esta te aplica.

- Urofilia: Gusto por la orina, el acto de orinar u observar su realización. ¿Has escuchado acerca de la «lluvia dorada»? Va en este apartado.
- Coprofilia: Agrado por las heces, defecar u observar su realización. El sexo anal está muy relacionado con esta expresión. Muy común, ¿cierto?
- Rinofilia: Atracción por los olores en general. Yo confieso que también tengo mucho de ésta. Pocas cosas me prenden tanto como ciertos olores.
- Castidad: Gusto por no tener contacto físico o relaciones coitales. Muy respetable. Muchas monjas y sacerdotes lo practican.
- Travestismo: Gozo al usar prendas, accesorios o adornos característicos del género contrario. ¿Alguna vez has usado una corbata o te has vestido de hombre? Es divertido, puedes probar algún día.
- Grafofilia: Gusto por escribir y dibujar. ¿Conoces las pinturas comestibles? Hay de muchos sabores, las de chocolate son mis favoritas.
- Audiofilia: Disfruto al escuchar sonidos. Que te prenda escuchar los gemidos de tu pareja te pone aquí.
- Gastrofilia: Placer por comer. *Sex and the City* ¿te acuerdas de Samantha cuando se puso sushi por todo el cuerpo? Es una práctica japonesa y se llama *nyotaimori* «presentación en cuerpo de una mujer».

Todos los seres humanos tenemos
algunas o muchas de las expresiones
comportamentales de la sexualidad, tanto a
nivel no erótico como erótico. Para quienes
gustan de estigmatizar, todos tenemos
algo de «perversos» o «desviados».

Muchos de estos comportamientos no están del todo acep-
tados socialmente, por lo que no vamos por la vida diciendo o compartiendo nuestras experiencias sexuales con
todo el mundo. «Caras vemos, expresiones no conocemos».
Como puedes ver, todas tenemos una o muchas de las
expresiones en diferentes grados e intensidades. El problema empezaría cuando:

- Nos provocan malestar o incomodidad.
- Presentamos algún síntoma sexual —disfunción.
- Requiere la participación de otros en contra de su
  voluntad.
- Interfiere con nuestras relaciones sociales.

Seguramente, tú que me estás leyendo, vas a encajar en
más de una porque todas estas expresiones las necesitamos
para comunicar nuestras necesidades sexuales.

....

TAREA: *Date chance de revisar cada una de las expresiones. Observa cómo te sientes y si de verdad eres tan «perver-
tida» como te imaginas. Nota si alguna te hace ruido.
La idea es flexibilizarnos y darnos permiso de notar
qué son todas esas cosas que nos erotizan y, a través de
ellas, poder expresarnos. No hay una sexualidad que nos*

aplique a todas porque lo que a mí me gusta puede ser
que a ti no te guste, y al revés, no me tiene que gustar lo
mismo que a ti para tener una sexualidad plena y pla-
centera: en la variedad está el gusto.

Si nos atrevemos a quitar etiquetas de bueno y malo, podremos tener una sexualidad gozosa y relajada. Con menos
complicaciones y telarañas. Aprendamos a vivir en la to-
lerancia, el respeto y el disfrute de nuestros derechos sexuales.

AFRODISÍACOS

Isabel Allende en su libro *Afrodita. Cuentos, recetas y otros*
afrodisíacos define un afrodisíaco como cualquier sustancia o actividad que aguijonea el deseo amoroso.

Este tema me encanta aunque siempre es algo polémico
pero, eso sí, muy entretenido. Todos tenemos algo qué decir al respecto, una historia que contar o alguna receta
para recomendar.

Lo cierto, como diría Pere Estupinyà en su libro $S=EX^2$
La ciencia del sexo, «es lógico creer que ciertas sustancias
o alimentos naturales pueden ayudar con la vasodilatación,
el flujo sanguíneo y con esto facilitar la excitación genital».
No es para nada descabellado creer que algunos alimentos
o sustancias tienen propiedades que nos apoyan para mejorar nuestro estado anímico o incluso potencian nuestro
deseo sexual.

Estrictamente hablando el alcohol es un gran inhibidor de la corteza cerebral, por lo que nos ayuda con nuestras inhibiciones sexuales. La marihuana no se queda atrás, tiene el mismo efecto del alcohol, y además aumenta nuestra sensibilidad.

En realidad, existen muy pocos estudios científicos que demuestren —o desmientan— que ciertos alimentos o sustancias naturales tienen un efecto claro en la sexualidad de hombres y mujeres. Lo que sí existe, son estudios —muy interesantes— que demuestran que el efecto placebo —tomar algo, como pastillas de azúcar, creyendo que tiene propiedades curativas— funciona muy bien.

Yo digo que a cada quien lo que le funcione. Hay quienes, cuando comen mariscos, sienten un aumento importante en su deseo sexual, ¡bien! Existen hombres que sienten que consumiendo pene de toro o criadillas van a adquirir la fuerza y la intensidad que están buscando en el dormitorio, ¡y les funciona! Incluso hay personas que le suministran toloache a su pareja, porque creen que eso hará que mueran de amor y deseo por ellas.

El único riesgo con ciertas sustancias naturales es que, como el toloache o la yohimbina, en grandes cantidades pueden resultar tóxicas y poner en riesgo nuestra salud.

En mi experiencia, una buena compañía y una conversación estimulante pueden ser el mejor de los afrodisíacos. Y si esto, lo acompañamos de buen humor y risas ¡combo ideal! La risa es un gran facilitador del sexo, ya que funciona como relajante muscular, nervioso y emocional; además de que nos pone en un estado receptivo para poder disfrutar. Por eso, bien recita por ahí un dicho popular: «Entre risa y risa, se te mete la longaniza».

Al final, se vale ayudarnos de todo aquello que nos ponga en un estado receptivo y abierto para poder disfrutar plenamente de nuestra sexualidad. Siempre y cuando no ponga en riesgo nuestra integridad física ni emocional; así que lee bien las etiquetas y la sustancia activa antes de ingerir cualquier tipo de producto «especial» para el deseo sexual, la excitación o la obtención del orgasmo.

TODO SE VALE

Al final «todo se vale», hay diversidad y creatividad ilimitada. No hay por qué caer en juicios o descalificaciones. Nadie es mejor o peor persona por realizar ciertas prácticas sexuales. Lo esencial es que los implicados estén de acuerdo con las prácticas, que no se ponga en juego su integridad emocional y física, y que, como ya se dijo antes, sean mayores de edad. Coincido con Rocío Barrionuevo, autora de *Juegos de alcoba*, cuando dice que en el sexo no hay límites: ni blanco ni negro, sólo elecciones.

Aprendamos a no encasillar los gustos de los hombres, ni a pensar por ellos. Tratar de adivinarles el pensamiento y creer que todos son iguales ha sido uno de los errores más comunes de las mujeres. Las relaciones sexuales en el siglo XXI no van por ahí. A otras mujeres, en otra época, sí les tocaron hombres diferentes, a nosotras ya no. Abrámonos a la diferencia, hay hombres de todo tipo. Los roles están cambiando y necesitamos encontrar cuál es el que mejor nos funciona y eso se logra probando. Esto es prueba y error, no te des por vencida a la primera.

Ahora la tendencia es que una relación sexual se enriquece día con día, al igual que la relación de pareja; porque se estanca y corre el riesgo de la inmovilidad y el tedio.

mos212

Hoy nosotras elegimos hacia donde nos conviene movernos e interactuar o no con otras posibilidades de obtener placer. Sin embargo, mientras no aceptemos la diferencia, mientras no formemos parte de un cambio cultural, seguiremos repitiendo patrones y fomentando estereotipos. También se vale que no busquemos otras opciones y que continuemos con la fórmula, siempre y cuando estemos en paz y satisfechas con el resultado.

Lo importante es no perder de vista:

- ¿Quién soy?
- ¿Qué me gusta?
- ¿Cómo me gusta?
- ¿Me sigue gustando lo mismo de antes?
- ¿Qué otra(s) cosa(s) me gustan?
- ¿Hasta dónde puedo —y quiero— mover mis límites?
- ¿Qué precio estoy dispuesta a pagar?

La gente cambia, crecemos y los gustos también se van modificando. Capaz que un día, a los 50 años, vuelvo a probar el betabel —que siempre me dio asco— y me mata de pasión. Lo mismo pasa con la sexualidad. No porque algo a mis 15 años no me gustaba, quiere decir que hoy que tengo 30 o 50 no me va a agradar. La invitación es para estar actualizando nuestro archivo constantemente en cuanto a quién soy y qué me gusta.

EPÍLOGO

PARA NOSOTRAS LAS MUJERES LOS FACTORES AFECTIVOS, la forma como nos relacionamos con nuestra pareja y cómo nuestra pareja nos responde emocionalmente, tienen tanta influencia en nuestro nivel de deseo y funcionamiento sexual como otros factores, entre ellos el cansancio, el estrés y los cambios hormonales, que benefician o afectan nuestro deseo sexual.

Todos hemos notado cómo nuestros pensamientos, creencias, sentimientos y emociones influyen en nuestro cuerpo y sus reacciones.

Tanto hombres como mujeres percibimos el impacto que pueden tener, en nuestras reacciones sexuales, estados emocionales como la tristeza, la depresión, la frustración, el miedo o la rabia. Ello nos indica que las emociones son un factor importante también en nuestra vida sexual.

Somos un ser integral. La naturaleza es sabia. Si venimos equipados con tristeza, baja autoestima, vaso y apéndice por algo será. Si no sirviera, no naceríamos con estos órganos. La evolución ha tenido tiempo suficiente para hacer cambios y modificaciones biológicas en nosotros y si las emociones están ahí, para algo sirven.

He aprendido que los seres humanos estamos ligados a tres esferas: emociones —psique—, mente —cerebro— y cuerpo —órganos—. Si alguna de estas áreas sufre un impacto, las otras dos también se modifican; cuando movemos una, se mueven las otras.

Todo habla de mí: lo que pienso, cómo me relaciono con los demás, lo que hablo, lo que expreso con mi cuerpo, lo que escribo, lo que visto, lo que como y dejo de comer. Hasta lo que no imaginamos también habla de nuestra sexualidad.

¿Qué necesito para conocer más sobre mi sexualidad? Darme permiso de experimentar panoramas diferentes, ver cómo me siento, qué necesito y qué clase de pareja me gustaría tener. Todo eso es observable, sólo es hacer vínculos donde comúnmente no estamos acostumbrados a desarrollarlos.

Estamos en un mundo donde nuestras enfermedades no tienen nada que ver con nosotros, donde lo que sea que le pase a mi cuerpo no lo relaciono conmigo. En mi experiencia, eso es un error. Todo está relacionado.

A la conclusión que quiero llegar es que nosotras, sin darnos cuenta, perpetuamos enfermedades o síntomas que tendrían solución si cambiamos nuestro modelo. ¿Qué necesitamos? Estar pendientes, ver cómo reaccionamos ante tales situaciones, ver para qué nos sirve, observar los pros y contras en el ámbito personal, de pareja, familiar o laboral. Finalmente, si estamos presentando un síntoma sexual debemos buscar cómo se relaciona con lo anterior, es decir: para qué me puede estar sirviendo. Ver el otro lado de la moneda.

Hay quienes tenemos ciertos órganos con los que recibimos o percibimos mayoritariamente el mundo, a estos les llamamos órganos de impacto. Por ejemplo, hay personas que con el estrés les duele la cabeza, la espalda o el estómago. Cada quien reacciona de diferente forma cuando algo altera nuestra cotidianeidad. Observa cuál es el tuyo.

Cuando resolvemos conflictos emocionales, es posible que varios de nuestros malestares físicos también cedan.

Nuestra trilogía psique, cerebro y órganos siempre está presente. A partir de hoy, intenta no pasar por alto tus estados de ánimo y lo que vives día a día a nivel emocional y físico.

Espero que mi visión de la sexualidad te sirva para estar en el mundo que quieres y te mereces. Un modo más relajado, menos solemne y más acoplado a lo que tú quieres y necesitas.

En nosotras está la posibilidad de ser creativas, de entregarnos al erotismo, de gozar, de fluir, de reír con plenitud, de amar y ser amadas. Todo depende de ti. •

AGRADECIMIENTOS

NO SÉ NI POR DÓNDE EMPEZAR A AGRADECER. SON TAN-
tas las personas que me han apoyado a lo largo de estos 32
años para que hoy sea quien soy y que este sueño, uno de
tantos, por fin se concrete.

Así que empezaré, si me salto a alguien, juro que es sin
querer. En primer lugar a mi familia. Mis abuelos: Roberto
y Doris por ser un gran ejemplo, siempre con una palabra
de aliento. Mis papás Nicky y Michele: ¡GRACIAS! No tengo
más palabras para expresar tantos años de tanto, tanto,
tanto amor y apoyo incondicional a pesar —de muchas veces— no estar de acuerdo con mis elecciones. A mis hermanos Giovana y Giancarlo, por ser mis confidentes y apoyar muchas de mis locuras. A mi cuñado César porque es
como un hermano más para mí. A mis sobrinas Francesca
y Alessandra, porque gracias a ellas todos los días quiero
ser una mejor versión de mí misma, es un honor ser su tía.
¡Los amo a todos!

A mis amigos y amigas que siempre han estado ahí, en las
buenas y en las malas, en mis mejores y en mis peores
versiones. ¡No sé qué haría sin ustedes! Karla, Dani, Kika,
Becks, Thelma… recorriendo este camino desde niñas. Ma-
risela, Yola y Wendy… por haber coincidido en la universidad, ¡no puedo estar más agradecida! Lleïr, Yun… mis papás en chiquito, ¡los quiero! Jacquie ¡mi brujita consentida!

Adriana, Moni, Leslito, Lula, Salme, Fer, Luis, Herminio, Gaby... gracias por el apoyo, por creer en nuestro proyecto y ponerse la camiseta de Evolución Terapéutica. Un especial agradecimiento a Amílcar y Fabio, mis socios... ustedes saben que yo no estaría donde estoy sin ustedes. Esto también es mérito suyo. Vamos por nuestro sueño, mejorando el mundo, una persona a la vez.

A toda la gente de Ediciones B por confiar en mí para este proyecto. En especial a don Carlos Graef, a Yeana González y, por supuesto, a mi editora Mary Carmen Ambriz, quien a pesar de todas las vicisitudes nunca dejó de estar comprometida con el libro. ¡Gracias!

A mi marido Pablo porque sin él mi vida no sería la misma. ¡Gracias por tanto en tan poco tiempo, Amor! Que este bebé sea el primero de muchos proyectos y aventuras de una larga lista. Gracias por aguantar mis momentos de histeria, mi *workholic* interna y mis largas horas de ausencia. ¡Te amo con todo mi corazón!

Finalmente, pero no menos importante, gracias a todos y todas mis pacientes y alumnos porque sin ustedes este libro no tendría sentido. Gracias por confiarme sus historias y su corazón, esto es de ida y vuelta, también se llevan un pedacito de mi corazón con cada una de sus experiencias. ¡Gracias por tanto!

CONTENIDO

CAPÍTULO 3

MITOS Y VERDADES
RESPECTO A...

CAPÍTULO 4
OTROS HORIZONTES

EPÍLOGO

Saber escoger, guía de sexualidad para mujeres
de Alessia DI BARI se terminó de imprimir y encuadernar
en noviembre de 2015 en Programas Educativos, S. A. de C. V.
Calzada Chabacano 65-A, Asturias DF-06850, MÉXICO.